JN212448

子どもの不調は顔でわかる

ホリスティック望診カウンセラー®
渡邉 由

もくじ

どんな症状も「原因と結果」のあらわれ

「体はなにひとつ間違ったことはしないのよ」これは私が免疫学を学んだ講師から聞いた言葉です。一見すると厄介に思えてしまう吹き出物や口内炎、肌のカサつき……なんとホクロやシミまでもが体が「必要で」起こしていることなのです。お子さんの発熱や湿疹、鼻水といったようなことも、「起こす必要」があるから起きていますし、ちゃんと理由があって「その場所」に出ています。つまり、症状には必ず「原因と結果」があるということです。

大人であれば自分の体調不良をある程度は分析し、論理的に説明もできるでしょう。しかし、まだ言葉で自分の状態を伝えきれない小さなお子さんの場合は、周りにいる大人の日頃の「観察」こそが大切になってきます。普段から子どもが元気な時の様子を把握できていれば、いざ体調を崩した時には初期の段階で異変に気付くことができ、症状がこじれる前に病気の芽を摘むこともできるのです。

本書では顔をはじめとして、体にあらわれる様々な症状について、原因を探るための観察方法をパーツごとに解説し、それに対応する食養生メニューをレシピ付きで紹介しています。今、子どもの体の中で何が起こっているのかを推測し、その改善のために作る料理は、たとえ一品だとしても細胞がよろこぶ「薬膳」になります。これは健康に関する情報にあふれる現代においてとても強みになりますし、何より子育て中の親御さんにとっては心の安定にもつながると思うのです。

子どもに必要な食事はその子の「顔」が教えてくれます。

子育てという尊い営みを担っているすべてのお父さんお母さんに、お子さんを観察する際の一歩踏み込んだ視点として、本書を取り入れていただければとても光栄に思います。

＊お子さんの対象年齢は3〜9歳くらいを意識していますが、それ以降の中学・高校のお子さんにも適応する内容です。

子どもの不調は顔でわかる

「顔色をうかがう」という言葉があるように、顔にはその人の体調や精神状態があわられます。体の中で何か異変が起こった場合、体は大事な内臓を守るためにまずは内臓からより遠くへ、そして外側から毒を出そうとしますが、その際に「外側」と認識されるのが体の表面を覆っている肌なのです。

とくに顔にはたくさんの血管が集まり、大量の血液が流れているので、全身の状態が反映されやすいという特徴があります。他にも、内臓から遠いという点では手足にもいち早くサインが出ます。お子さんの場合は代謝も活発ですぐに表に出やすいので、急にできたホクロや繰り返し同じ場所に出る湿疹なども、不調の兆しと捉えることができます。

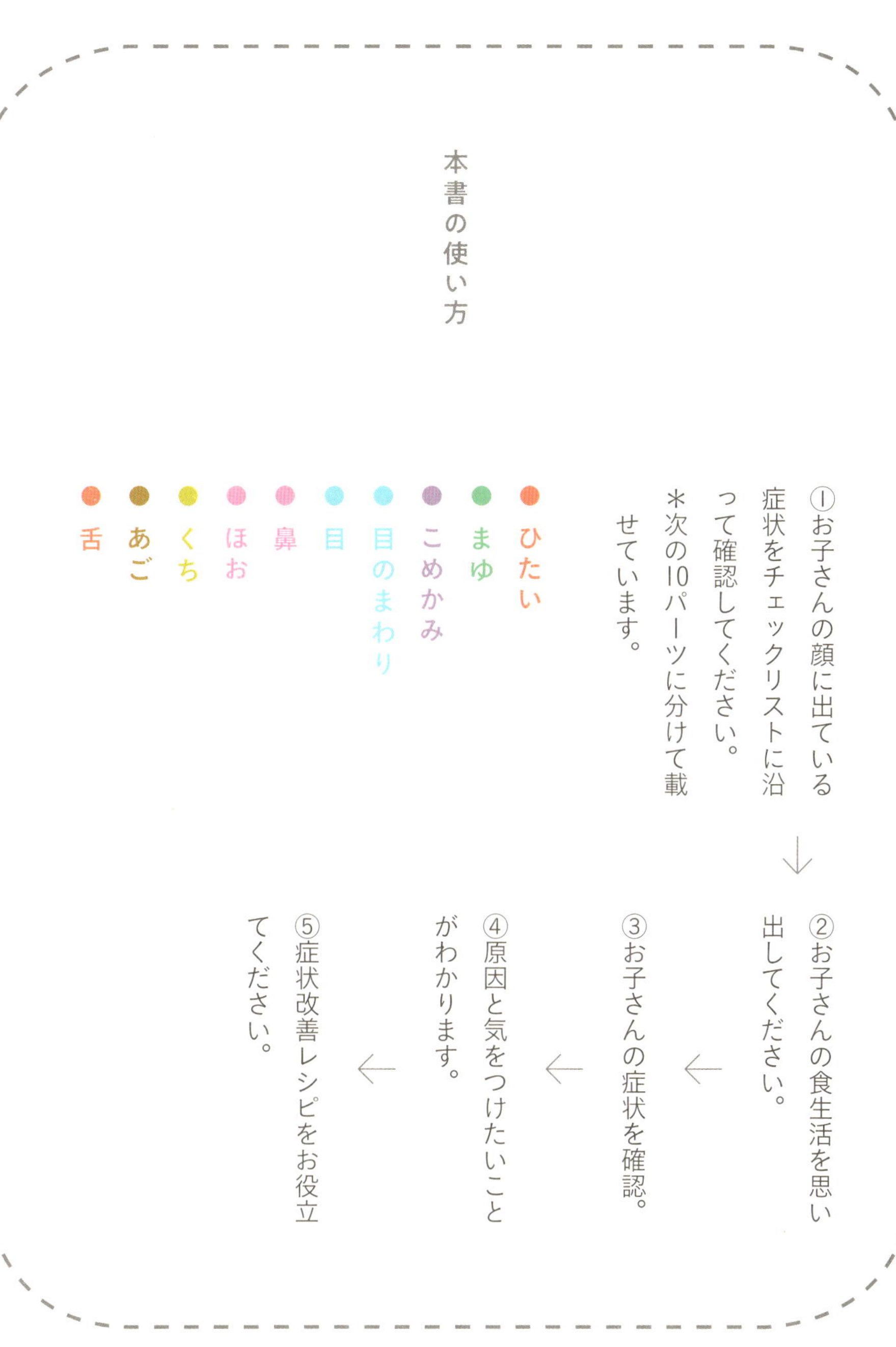

本書の使い方

①お子さんの顔に出ている症状をチェックリストに沿って確認してください。
＊次の10パーツに分けて載せています。

- ひたい
- まゆ
- こめかみ
- 目のまわり
- 目
- 鼻
- ほお
- くち
- あご
- 舌

↓

②お子さんの食生活を思い出してください。

←

③お子さんの症状を確認。

←

④原因と気をつけたいことがわかります。

←

⑤症状改善レシピをお役立てください。

ひたい

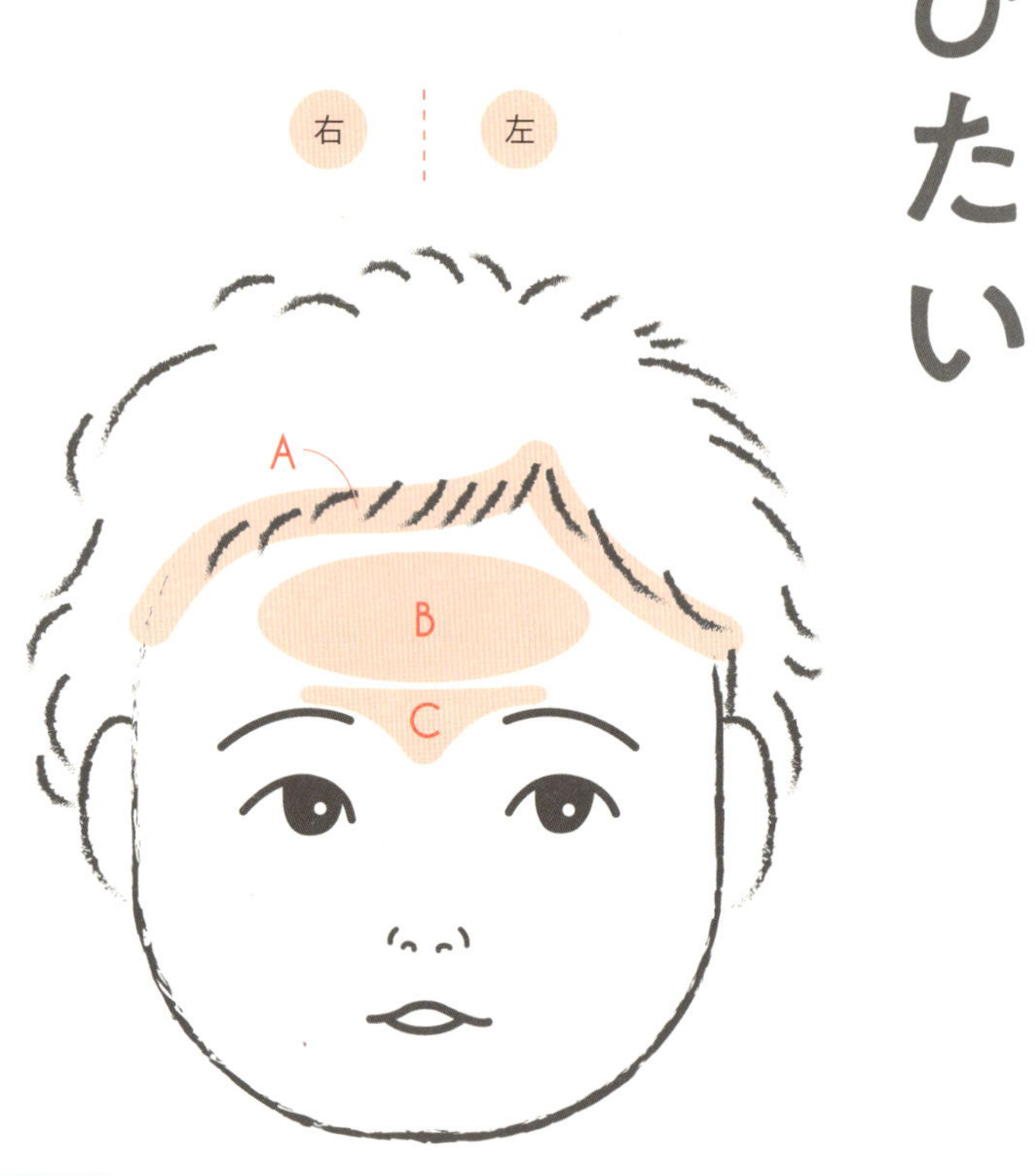

症状チェック

お子さんのひたいに次のような症状が出ていませんか？

- □ 生え際にホクロやシミや吹き出物がある → A へ
- □ おでこにホクロやシミや吹き出物がある → B へ
- □ 眉間が赤くカサカサしている → C へ
- □ 眉間に縦じわがある → C へ

食習慣チェック

普段のお子さんの食生活で思い当たることはありませんか？

A

- ご飯よりパンやパスタ、シリアル、コーンフレークが好き。
- クッキーやクラッカーなどの「サクサク」した食感のものが多い。
- 冷たくて甘いものが好き。
- 野菜を食べない。

→「大腸」が弱っている可能性があります。（P10へ）

B

- 早食い、またはよく噛まないで食べる。
- 甘い生クリームやホイップクリームが好き。
- 食中や食後に水をたくさん飲む。

→「小腸」での栄養吸収がうまくいっていない可能性があります。（P12へ）

C

- 脂っこいものや甘いものが好き。
- パンにはジャムやバター、マーガリンをつける。
- 甘い清涼飲料水や炭酸飲料が好き。

→「肝臓」に負担がかかっている可能性があります。（P14へ）

A ひたい

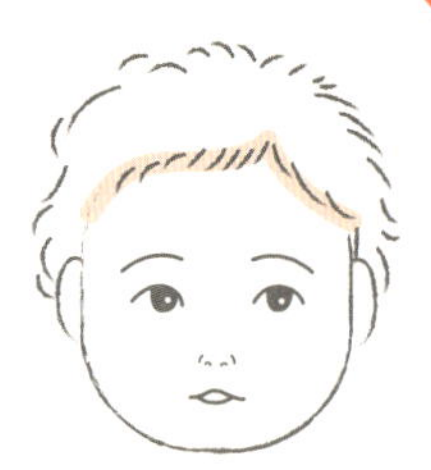

顔診断

ひたいにあらわれている症状
↓生え際にホクロやシミや吹き出物がある
トラブルの可能性がある内臓
↓大腸

今、こんな症状が見られませんか？

- **下くちびるが荒れやすい**
- **便秘や下痢をしやすい**
- **お腹にガスがたまりやすい**

● 原因と思われること

生え際は大腸からのサインがあらわれる場所です。食物繊維が豊富な野菜が少なかったり、冷たくて甘いものを頻繁に食べたり、小麦粉などグルテンが多く含まれるものが主食だったりすると、たちまち大腸に負担がかかります。

離乳後は乳糖を消化するラクターゼという酵素が減少するため、牛乳やヨーグルトなどの乳製品に含まれる乳糖が消化吸収できないまま大腸に入るので、下痢を起こしたりガスが発生しやすくなります。

放っておくとこんなことになるかも!?

- **アレルギー症状**
- **皮膚トラブル**
- **鼻炎や喘息といった呼吸器系のトラブル**

ここに気をつけて

●体温よりも冷たいものは避ける
●野菜を使った煮物や温かいスープにする
●和食をベースにしてお味噌汁を飲むようにする

大腸ケアのレシピ

なめことカブのみぞれ汁
（大人2人＋子ども1人分）

●材料
なめこ…50g　カブ…1個　だし汁…200㎖　味噌…大さじ1　カブの葉…少々　塩…ひとつまみ

●作り方
❶カブはすりおろし、葉は食べやすく刻んで塩でもんでおく。
❷鍋にだし汁・なめこを入れて一煮立ちさせる。
❸カブを加えて味噌を溶き入れる。
❹器によそい、カブの葉を添える。

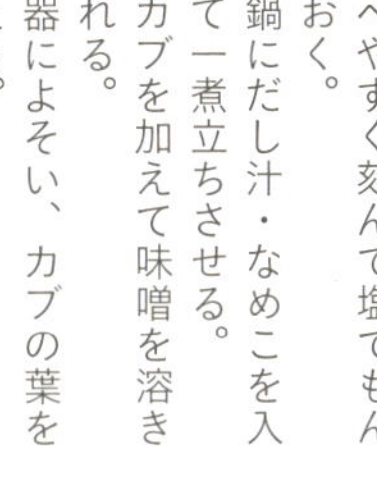

ニラとこんにゃくのひき肉炒め
（大人2人＋子ども1人分）

●材料
ニラ…50g　つきこんにゃく…1袋　えのき…½袋　豚ひき肉…150g　醤油、酒、本葛粉、水…各大さじ1　生姜…1かけ　塩…小さじ⅛

●作り方
❶生姜はみじん切りに、ニラは食べやすく切っておく。
❷鍋に生姜とこんにゃくを入れて塩と酒をふり入れながらさっと炒める。
❸ひき肉も加えてよく火が通ったら、水で溶いた葛粉とニラ、えのきも加えてさっと炒め合わせる。
❹醤油で味を整える。

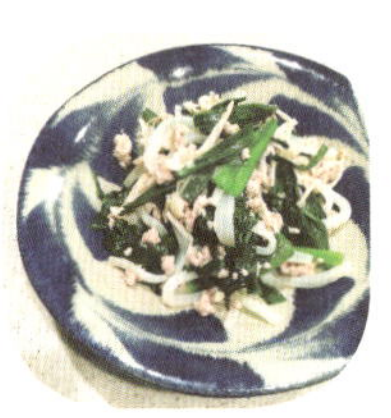

●おすすめ代用食と対応食

・クッキーの代わりにお米のポン菓子にメープルシロップをかける。
・パンには小麦粉の毒消しになる玉ねぎとかぼちゃのスープをつける。
・冷たいものを食べたら葛湯でお腹を温める（写真右）。
〈レシピ〉本葛粉小さじ2＋水150㎖＋塩ひとつまみ→鍋にすべての材料を入れてよく混ぜてから中火にかけて木べらで透明になるまで混ぜる（所要時間2分）。

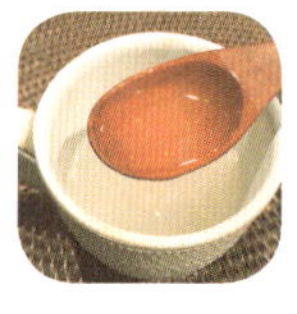

B ひたい

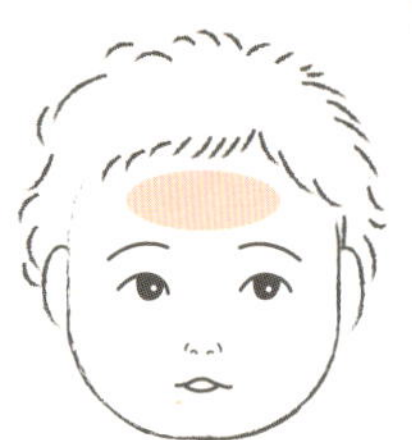

顔診断

ひたいにあらわれている症状

↓おでこにホクロやシミや吹き出物がある

トラブルの可能性がある内臓

↓小腸

今、こんな症状が見られませんか？

- たくさん食べているのに太れない
- おしっこの色が濃くて頻尿気味
- ウンチが固まらずに液状になる

●原因と思われること

おでこは小腸からのサインがあらわれる場所です。普段から早食いであまり噛まなかったり、食中食後に水分をとりすぎると消化酵素が薄まって消化吸収がうまくいかなくなり、栄養吸収を担う小腸に負担がかかってしまいます。そのため食べたものから十分に栄養吸収ができずにエネルギー不足になって、すぐに吸収できる単糖を欲して甘いものを際限なく欲しがるようになります。

放っておくとこんなことになるかも!?

- ・免疫が低下して病気がちになる
- ・皮膚トラブルが増える
- ・虫歯が増える

ここに気をつけて

- **歯ごたえのあるもの（たくあんやナッツ類）で噛む練習をする**
- **消化を助ける味噌や甘酒、かつお節などの発酵食を活用する**
- **消化酵素の豊富な大根やカブ、長芋をとるようにする**

小腸ケアのレシピ

焼き舞茸とカブのおろしポン酢がけ

（大人2人＋子ども1人分）

●材料

舞茸…100g　カブ…1個　カブの葉…少々　塩…少々　ポン酢（醤油、リンゴ酢、ハチミツ…各大さじ1＋レモン汁…少々）お好みで

●作り方

❶舞茸はグリルかトースターで焼き色をつける。

❷カブはすりおろし、葉は塩でもんで水気を切っておく。

❸焼き色のついた舞茸にカブのすりおろしと葉を添え、ポン酢をかけてアツアツでいただく。

切干し大根の磯風味とろろ和え

（大人2人＋子ども1人分）

＊ボウル一つでできる

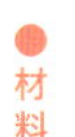

●材料

切干し大根…20g　長芋200g　きゅうり…1本　青のり、醤油…各小さじ1　塩…少々

●作り方

❶切干し大根はさっと洗い、キッチンばさみで食べやすく刻む。きゅうりは千切りにする。

❷長芋をすりおろし、ボウルで全ての材料を混ぜ合わせる。

❸30分ほど置いて、切干し大根がふっくらと戻ったら食べごろ。

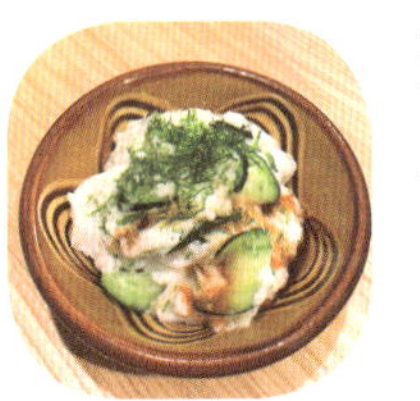

●おすすめ代用食と対応食

・甘いクリームの代わりに豆腐でクリームを作る（写真右）。
〈レシピ〉木綿豆腐150g＋メープルシロップ大さじ１＋レモン汁小さじ１をブレンダーにかける。ココアを混ぜればチョコクリームに。

・甘いクリームを食べたら毒消しになるワカメと玉ねぎの味噌汁をとる。

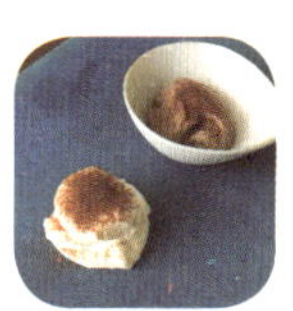

C ひたい

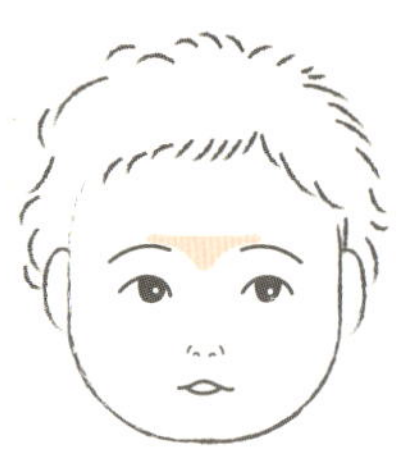

顔診断

ひたいにあらわれている症状

↓ 眉間に赤みがあり
カサカサしている。
縦じわがある

トラブルの可能性がある内臓

↓ 肝臓

今、こんな症状が見られませんか？

- □ 頭痛や肩こり
- □ 目が充血しやすい／まぶしく感じやすい
- □ まぶたがピクピクと痙攣する

● 原因と思われること

眉間は肝臓からのサインがあらわれる場所です。肝臓は糖代謝や脂肪代謝、有害なものの解毒をする役割があるので、甘いものや脂っこいもの、食品添加物などが多いとたちまち負担がかかります。

肝臓が弱るとストレスも感じやすくなり、発散のために甘いものや清涼感のある飲み物を欲しがる傾向があります。

放っておくとこんなことになるかも!?

- ・目のトラブルや視力低下が進む
- ・自律神経のバランスが崩れる
- ・足がつる

ここに気をつけて

● 揚げ物をなるべく減らす
● レモンや大根、お酢などの油の毒消しになるものを増やす
● 肝臓を養うパセリやニラ、シソなどの緑黄色野菜をとる

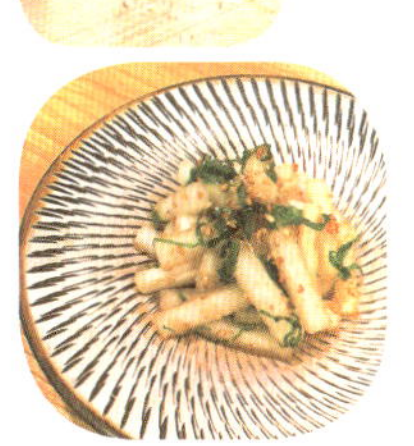

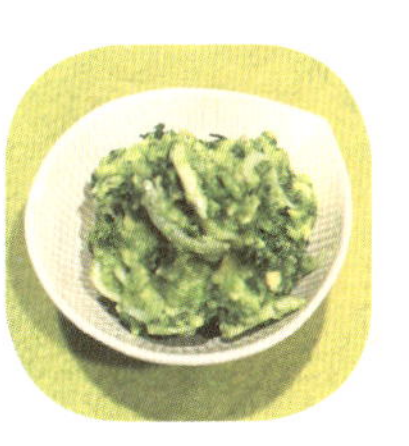

肝臓ケアのレシピ

大根のごましょうゆサラダ

（大人2人＋子ども1人分）

● 材料

大根…150g　塩…小さじ½　青じそ…3枚　★（醤油、梅酢…各小さじ½　白ごま…大さじ1　ごま油、すりおろし生姜…各少々）

● 作り方

❶大根は3㎝長さの拍子木切りにする。青じそは千切りにする。

❷①の大根に塩をふり、もんで少し置く。ごまを包丁で細かく刻む。

❸ボウルで★の材料を混ぜ合わせ、水気を絞った大根と青じそも加えて味をなじませる。

＊ごまを包丁で刻んで「切りごま」にするとごまの酸化を抑えつつ風味や食感を楽しめます。

パセリとアボカドのディップ

（大人2人＋子ども1人分）

● 材料

パセリ…20g　アボカド…1個　ニンニク…1片　しらす…20g　オリーブオイル…小さじ1　レモン汁…少々

● 作り方

❶パセリとニンニクはみじん切りにして、油をひいた鍋でじっくり炒める。

❷しらすも加えてさっと火を通す。

❸アボカドをボウルに入れてレモン汁を加えながらフォークでつぶし、①を和える。

＊パンにもご飯にも合う。

● おすすめ代用食と対応食

・ポテトチップスの代わりに焙じハトムギをオリーブオイルで軽く炒ってハーブ塩をまぶす（写真右）。
・ケーキや焼き菓子の代わりにサツマイモを潰して少量のバターを加えてボールにし、トースターで焼く。
・脂っこいものや甘いものを食べたら海藻入りの味噌汁をとる。

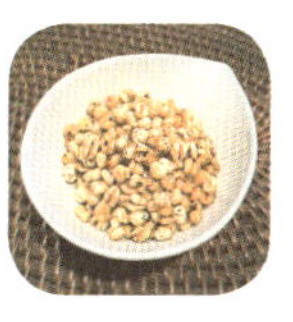

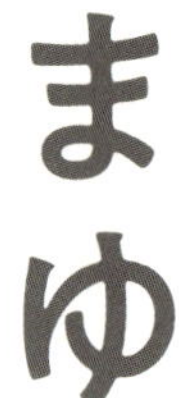

まゆ

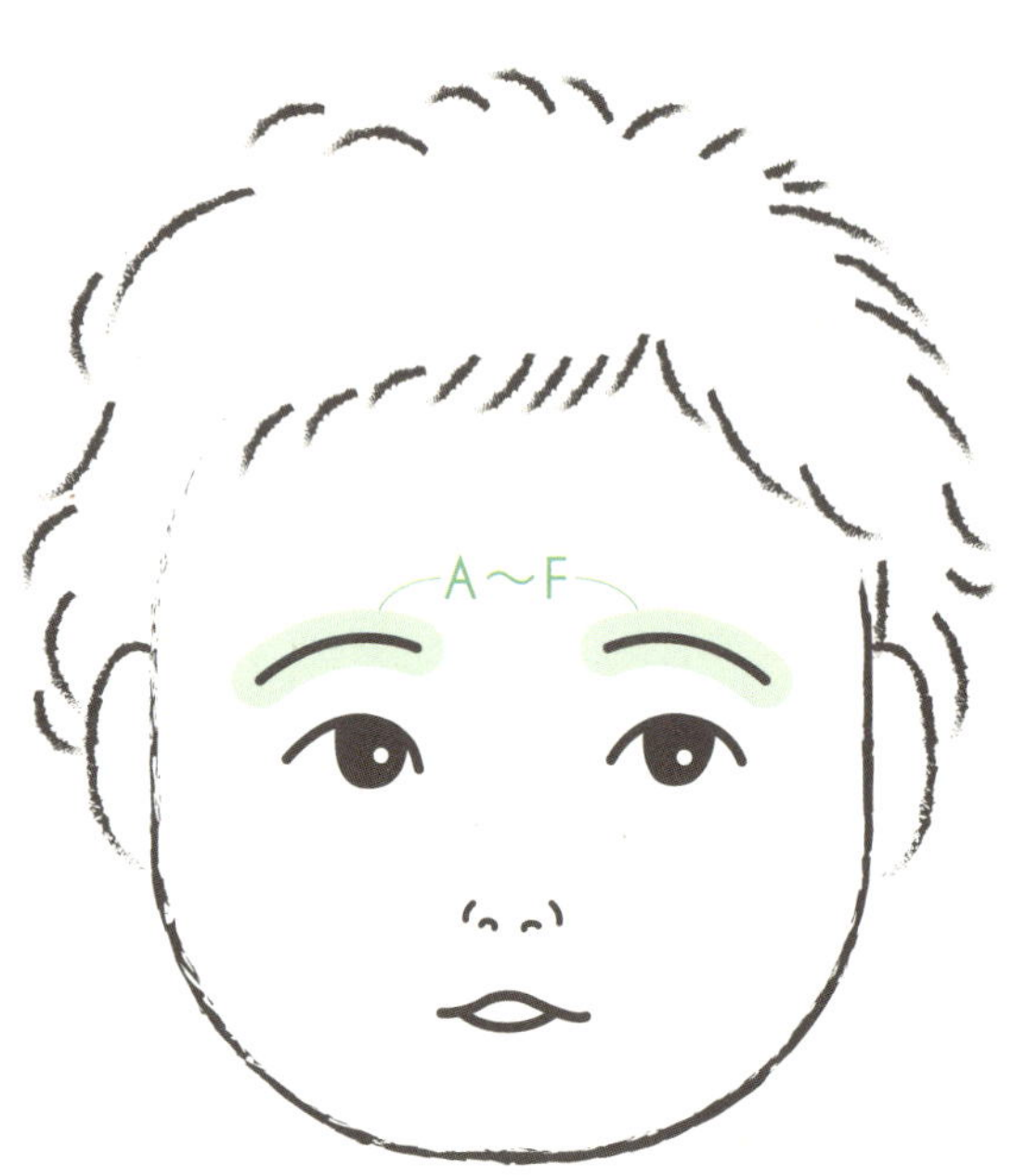

症状チェック

お子さんのまゆに次のような症状が出ていませんか？

- ☐ 細い、もしくは全体的に薄い → A へ
- ☐ 毛が上向きに生えている → B へ
- ☐ 毛が下向きに生えている → C へ
- ☐ とくに眉頭が薄い → D へ
- ☐ とくにまゆの中央が薄い → E へ
- ☐ とくに眉尻が薄い → F へ

食習慣チェック

普段のお子さんの食生活で思い当たることはありませんか？

A

- 少食気味。
- 歯ごたえのあるものより軟らかいものを好む。
- 塩分が苦手。

→「消化器系」と
「生殖器系・泌尿器系」が
元々弱い可能性があります。(P18へ)

B

- 果物が好きで食べすぎる。
- 生野菜を好む。
- アイスクリームが好き。

→体をゆるめて冷やす「陰性」の
食べ物が多いかもしれません。(P20へ)

C

- 塩辛いものが好き。
- 肉や魚が多い。
- 野菜が苦手、もしくは不足気味。

→体を引き締めて温める「陽性」の
食べ物が多いかもしれません。(P22へ)

D

- 乳製品が多い。
- クッキーやパンなどの小麦粉が多い。
- お米を食べない。

→「呼吸器系」に負担がかかっている
可能性があります。(P24へ)

E

- 常に甘いものを欲しがる。
- 食べすぎる傾向がある。
- あまり噛まないで食べる。

→「消化器系」に負担が
かかっているかもしれません。
(P26へ)

F

- 少食気味。
- 甘いものが好き。
- 肉や魚が苦手。

→「生殖器系・泌尿器系」に
負担がかかっている
可能性があります。(P28へ)

A まゆ

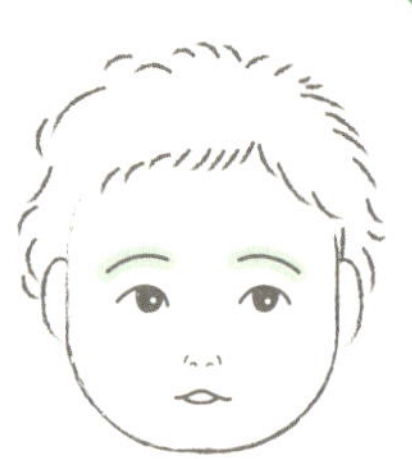

顔診断

まゆにあらわれている症状

↓細い、もしくは全体的に薄い

トラブルの可能性がある内臓

↓消化器系、生殖器系・泌尿器系

今、こんな症状が見られませんか？

- □疲れやすい
- □くちびるの色つやが悪い
- □目の下にクマがある

●原因と思われること

まゆは生命力があらわれる場所です。毛の密度が多ければ生命力にあふれていて、逆に少ないと生命力に乏しい状態と考えます。食べ物の受け入れ先である消化器系が弱っていて十分に栄養がとれずに、成長や発育を司る生殖器系にも影響が及んでいる時にあらわれるサインです。

放っておくとこんなことになるかも!?

- ・体調を崩しやすくなる
- ・冷え性
- ・太れなくなる

ここに気をつけて

- 無理に食べさせようとせず、急かさないようにする
- よく噛んで食べるようにする
- 塩や醤油、味噌など基本の調味料を質の良いものに替える

消化器系＆生殖器系ケアのレシピ

黒米昆布ごはん
（大人2人＋子ども1人分）

材料

米、水…各1カップ　黒米…小さじ2　醤油…小さじ2　塩昆布…ひとつまみ　白ごま…少々

作り方

❶米と黒米をとぎ30分浸水させる。
❷炊飯器に①、醤油を入れて炊く。
❸刻んだ塩昆布を加えてよく和え、半ずりにした白ごまをかける。

えびとブロッコリーのきのこソテー
（大人2人＋子ども1人分）

材料

むきえび…200g　ブロッコリー…120g　マッシュルーム、えのき、しめじ…各40g　ニンニク、生姜…1片　酒…大さじ1　水…50mℓ　米油、塩、レモン汁…各少々　葛粉…適量

作り方

❶えびは洗って水気を拭き取り、葛粉をまぶしておく。
❷ブロッコリーは一口大に切り、きのこ類は手でさく。
❸鍋に油をひき、みじん切りにしたニンニクと生姜を炒める。えびも加えて火を通し、取り出しておく。
❹きのこ類とブロッコリー、水を入れて蒸し煮する。
❺えびを戻して塩で味を整え、レモン汁を回しかける。
❻醤油で味を整える。

おすすめ代用食と対応食

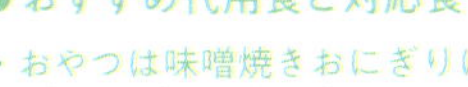

・おやつは味噌焼きおにぎりにしてみる。
〈レシピ〉味噌と白ごまペーストを1：1で混ぜ、おにぎりにのせてオーブンで香ばしく焼く。
・噛むほどにうま味を感じる昆布やスルメをおやつにする。
・ごまは消化しやすいようにすり鉢でするか、包丁で刻んでから使う（P15参照）。

B まゆ

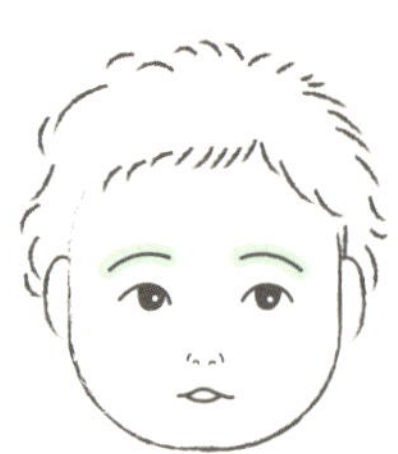

顔診断

まゆにあらわれている症状

↓毛が上向きに生えている

（陰陽のバランスが崩れている・陰性過多）

トラブルの可能性がある内臓

↓全身（冷えている）

今、こんな症状が見られませんか？

- □体温が低め（36.5度に満たない）
- □顔色やくちびるの血色が悪い
- □太りやすい

●原因と思われること

まゆの毛並みは食べているものの質で変わります。毛が上向きに生えているところがあれば、体をゆるめて冷やす「陰性」の食べ物が多い傾向があります。その場合、体温が逃げやすく体が冷えたり、代謝が落ちることで太りやすくなってきます。

放っておくとこんなことになるかも!?

- ・冷え性
- ・体がだるくなる
- ・免疫力低下

ここに気をつけて

- **体を穏やかにゆるめる葉物野菜を取り入れる**
- **煮物や炒め物など加熱調理したものを増やす**
- **アイスクリームを食べたら温かい飲み物を飲む**

陰陽バランスを整えるレシピ

ごぼうときのこの炊き込みご飯
（大人2人＋子ども1人分）

●材料

米、水…各1カップ　きび…小さじ2　ごぼう…20g
えのき、しめじ、舞茸などきのこ類3種…各15g　塩…小さじ¼　醤油…小さじ1　白ごま…大さじ1

●作り方

❶米をとぎ、きびも茶こしを使い流水でよく洗って30分浸水させる。
❷ごぼうはささがきにして水にさらし、きのこは手でさく。
❸炊飯器に①②③と塩、醤油を入れて炊く。
❹軽く炒って半ずりにした白ごまをかけて全体をよく和える。

山芋とチンゲン菜のニンニク炒め
（大人2人＋子ども1人分）

●材料

山芋…120g　ニンニク…2個　チンゲン菜…2束
オリーブオイル…小さじ1
桜えび、塩…少々

●作り方

❶山芋は皮をむいて1cm幅の半月切りにする。
❷ニンニクはスライスし、チンゲン菜はざく切りにする。
❸鍋に油を引いてニンニクを炒め、香りが出てきたら山芋も加えて両面を焼く。
❹粗く刻んだ桜えびとチンゲン菜も加えて、塩をふり入れながら炒め合わせる。

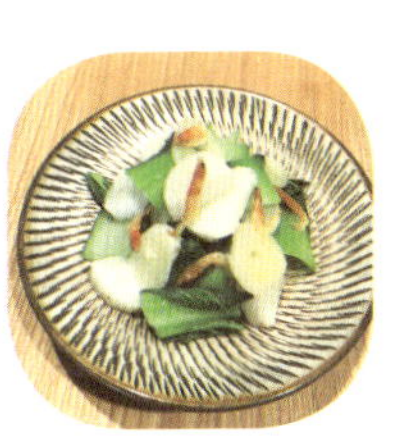

●おすすめ代用食と対応食

・果物は乾燥させたドライフルーツにしてみる。
・野菜は塩でもんで浅漬け風のサラダにしてみる。
・アイスの代わりに甘酒と果物をミキサーで混ぜてスムージー（常温）にする。
〈レシピ〉いちご5～6個＋甘酒150mℓ

C まゆ

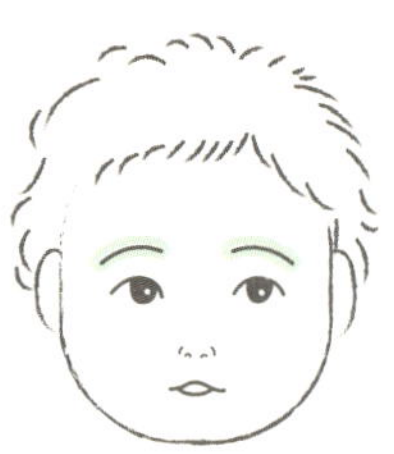

顔診断

まゆにあらわれている症状

↓ 毛が下向きに生えている
（陰陽のバランスが崩れている・陽性過多）

トラブルの可能性がある内臓

↓ 全身（熱がこもっている）

今、こんな症状が見られませんか？

- ▢ 暑がりなのに汗をかけない
- ▢ 寝つきが悪い
- ▢ 便秘がち

● 原因と思われること

まゆの毛並みは食べているものの質で変わります。毛が下向きに生えているところがあれば、体を引き締めて温める「陽性」の食べ物が多い傾向があります。その場合、体が締まりすぎることで熱の放散を妨げたり、便通が滞りがちになります。

放っておくとこんなことになるかも!?

- ・赤ら顔になったり、のぼせやすくなる
- ・落ち着きがなくなる
- ・慢性の便秘

ここに気をつけて

- 精製塩ではなく、良質の自然海塩や岩塩で調理する
- 肉には玉ねぎやきのこ類、魚には大根おろしを添える
- 葉物野菜のお浸しや海藻を使った副菜をつける

小松菜のおろし和え
（大人2人＋子ども1人分）

●材料
小松菜…2束　大根おろし（水気を切って）…70g
えのき50g　水…大さじ2
塩…少々　醤油…小さじ1〜1.5　レモン果汁…少々
＊大根の辛味が強い場合はみかんジュースを加えるとマイルドになる。

●作り方
❶小松菜は食べやすく刻み、えのきは3等分に切る→鍋に入れて大さじ2の水とひとつまみの塩を入れて中弱火でサッと炒める。
❷大根はすりおろし、ザルにとって軽く水気を切る。
❸①と②に醤油とレモン汁をかけて和える。

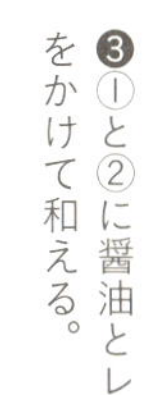

オクラとトマトのもずく和え
（大人2人＋子ども1人分）

●材料
もずく…60g　オクラ…5本　ミニトマト…6個　ポン酢（リンゴ酢、醤油…各小さじ2弱　ハチミツ、レモン汁…各少々）　かつお節…ひとつまみ

●作り方
❶もずくは食べやすく切り、ミニトマトは湯むきして半分に切る。
❷オクラを塩茹でして小口切りにする。
❸①②とポン酢、かつお節をボウルでよく和える。

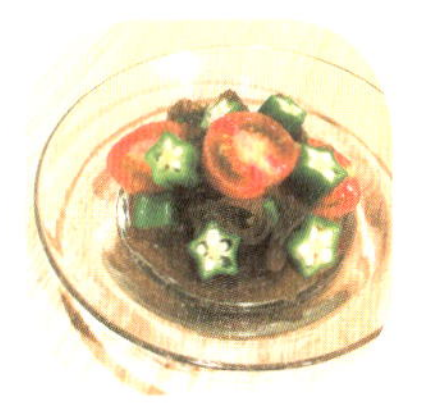

●おすすめ代用食と対応食

・肉や魚の代わりに厚揚げ豆腐や高野豆腐を使う。
・酢は体を適度に冷ますので、肉や魚の味付けを甘酢にする。
・野菜は浅漬けやぬか漬けにして食べやすいように趣向を変える。
　ぬか漬けを使って和風タルタルソースも作れます（写真右）。

〈レシピ〉刻んだきゅうりのぬか漬け＋豆腐クリーム（P35参照）＋刻んだゆで卵1個

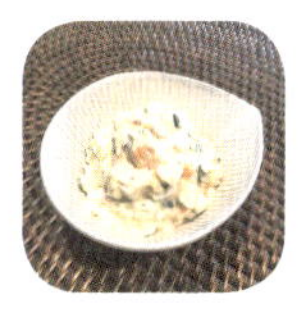

D まゆ

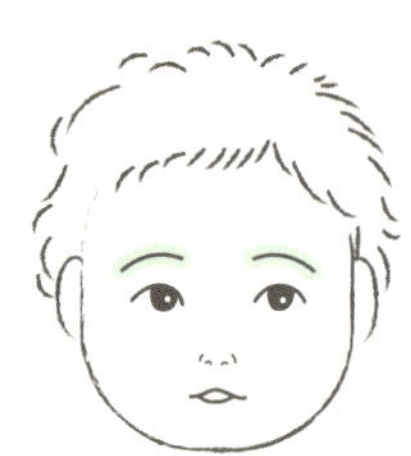

顔診断

まゆにあらわれている症状
↓眉頭が薄い
トラブルの可能性がある内臓
↓呼吸器系

今、こんな症状が見られませんか？

- 小鼻が赤くなりやすい
- 鼻水や鼻づまり、咳や痰などの呼吸器系トラブルが多い
- ほおがカサカサしやすい

●原因と思われること

まゆは場所によって対応する臓腑が違います。眉頭には肺や鼻をはじめとした呼吸器系の状態があらわれるので、眉頭が薄かったり細かったりするのは呼吸器系の不調と考えます。姿勢が悪くねこ背気味だと呼吸が浅くなりがちなので代謝も低下しやすい傾向があります。

放っておくとこんなことになるかも!?

- 風邪やインフルエンザにかかりやすくなる
- 湿疹やニキビなどの肌トラブル
- 喘息や気管支炎

ここに気をつけて

- 和食メインにすると和食に合わない乳製品は自然と減らせる
- パンには小麦粉と乳製品の毒消しになる玉ねぎやきのこ類を使ったスープを添える
- 肺は乾燥が苦手な臓器なので、水分を飛ばす「焼く・炒める」調理より「蒸す・煮る」調理法にする

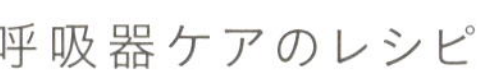

呼吸器ケアのレシピ

玉ねぎとえのきのスープ
（大人2人＋子ども1人分）

材料

玉ねぎ…½個　切干し大根…10g　えのき…30g　水…大さじ2＋400㎖　だし汁300㎖　塩…小さじ½　醤油…小さじ1　三つ葉…適量

作り方

❶玉ねぎは粗みじん切りにして鍋に入れ、大さじ2の水と塩を加えて火にかけ、しんなりするまで炒める。
＊油を使わず水で炒めるウォーターソテーという方法。

❷さっと洗って食べやすく刻んだ切干し大根、えのき、400㎖の水を加えて中火にかけ、沸騰したら弱火で15分煮る→だし汁も加えて温める。

❸醤油で味を整えて刻んだ三つ葉を添える。

レンコンとネギの鶏そぼろあん
（大人2人＋子ども1人分）

材料

レンコン…180g　長ネギ…2本　鶏ひき肉…60g　水…100㎖　醤油…小さじ1　リンゴ酢…小さじ1　★（本葛粉…小さじ2　水…50㎖）　塩、生姜汁…適量

作り方

❶レンコンは3㎜幅でスライスする。

❷鍋に水・リンゴ酢・ひき肉・レンコン・醤油・生姜汁を入れて一煮立ちさせる。

❸火を止めて斜め切りにしたネギと★を入れて再び火にかけ、とろみをつける。

❹塩で味を整える。

おすすめ代用食と対応食

- 乳製品の代わりにしらすや桜えびでカルシウム補給。
- クッキーやパンの代わりにお煎餅やお米のポン菓子にしてみる。
- おやつを海苔巻きや小さなおにぎりにしてお米に親しめるようにする。

E まゆ

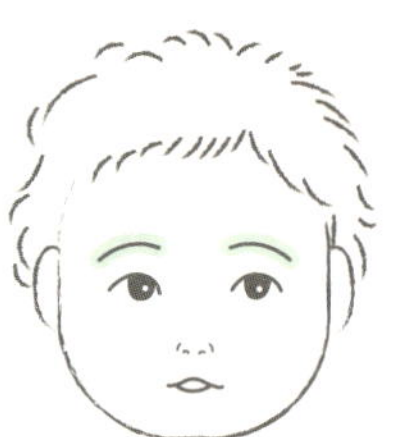

顔診断

まゆにあらわれている症状
↓まゆの中央が薄い
トラブルの可能性がある内臓
↓消化器系

今、こんな症状が見られませんか?

- 鼻筋にホクロやシミや吹き出物がある
- 口角が切れやすい
- 上くちびるにホクロや茶色のシミがある

●原因と思われること

まゆの真ん中は消化器系全般の状態をあらわします。毛が生えていない部分があったり、ホクロやシミがある場合は消化器系の不調と考えます。食べすぎの場合もあれば、あまり噛まない食習慣が原因で胃腸に負担をかけているサインでもあるので、普段から「食べ方」にも気をつけみましょう。

放っておくとこんなことになるかも!?

- むくみやたるみ
- 胃下垂や便秘
- 味覚が鈍くなる

ここに気をつけて

- **食べ始めの一口目だけでも100回噛む**
- **食事中はテレビを消して食事に集中させる**
- **食事の前のお菓子を控える**

消化器系ケアのレシピ

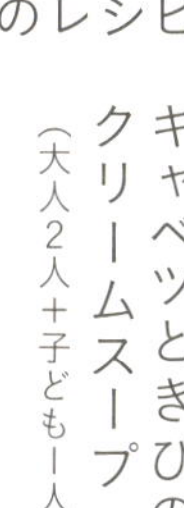

キャベツときびのクリームスープ
（大人2人＋子ども1人分）

●材料

キャベツ…200g　もちきび…大さじ2　玉ねぎ…½個　米油…小さじ1　水…2カップ　ベジタブルブイヨン…小さじ½　塩…小さじ¼　パセリ…少々

●作り方

❶キャベツと玉ねぎはざく切りに、もちきびは茶こしを使って流水でよく洗う。
❷鍋に油を引いて塩をふり入れてキャベツと玉ねぎを炒める。
❸水ともちきびを加えて一煮立ちしたら弱火で10分煮る。
❹ブイヨンで味を整え、刻んだパセリをかける。
＊大人はお好みであらびきコショウをふっても。

オクラとなめこのかつお節和え
（大人2人＋子ども1人分）

●材料

オクラ…6本　なめこ…100g　塩…ひとつまみ　水…大さじ2　醤油…小さじ½　かつお節…適量

●作り方

❶鍋に小口切りにしたオクラとなめこ、塩、水を加えて中弱火にかける。
❷一煮立ちしてオクラが色よくなり全体に火が通ったら醤油とかつお節を加えてよく和える。

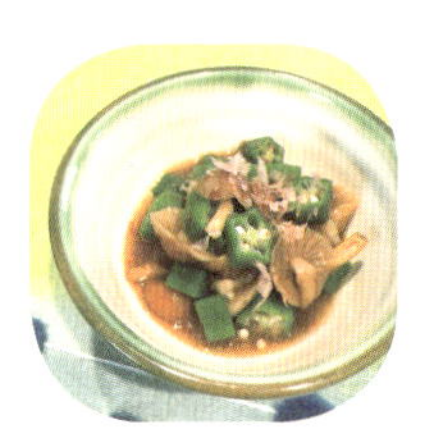

●おすすめ代用食と対応食

・お菓子の代わりにスルメや小魚など歯ごたえのあるものを選ぶ。
・お菓子の代わりに干し芋や甘栗などの自然な甘みのものに替える。
・梅風味の味付けにして唾液の分泌を増やす。

F まゆ

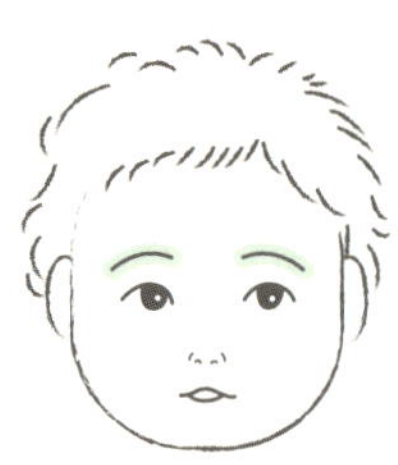

顔診断

まゆにあらわれている症状
↓ 眉尻が薄い
トラブルの可能性がある内臓
↓ 生殖器系・泌尿器系

今、こんな症状が見られませんか？

- □目の下にクマがある
- □トイレが近い
- □疲れやすく体力もない

● 原因と思われること

眉尻は生殖器系と泌尿器系の状態をあらわします。眉尻だけが毛が薄かったり、ホクロやシミがある場合はそれらの臓器の不調と捉えます。膀胱に負担がかかっている場合もあるので、おしっこを我慢するくせがないか、寝ている時にお腹を冷やしていないかなど気にかけてみましょう。

放っておくと
こんなことになるかも!?

- ・めまい
- ・耳鳴りや中耳炎
- ・骨や歯が弱くなる

ここに気をつけて

● 体温より冷たい飲食物を避ける

● 塩、味噌、醤油などの基本の調味料を質の良いものに替える

● 黒豆、黒米、海藻類など生殖器系と泌尿器系を養う黒い食材を増やす

生殖器系＆泌尿器系ケアのレシピ

キャベツとひじきの温サラダ
（大人2人＋子ども1人分）

● 材料

キャベツ…180g　芽ひじき（乾燥）…3g　貝柱…2個　水…大さじ2　塩…少々

● 作り方

❶キャベツはざく切りに、貝柱は大さじ2の水で戻し、芽ひじきは水で戻して水気を切る。

❷鍋にすべての材料を入れて中火にかけ、一煮立ちしたら蓋をして弱火で5分煮る。

❸水気を飛ばして完成。

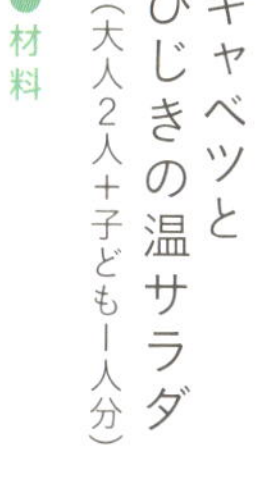

ニラ玉のきのこあんスープ
（大人2人＋子ども1人分）

＊包丁とまな板ナシ！

● 材料

ニラ…45g　しめじ…90g　塩…小さじ1.5　昆布だし汁…450㎖　醤油…小さじ1.5　★（本葛粉…大さじ1　水…大さじ3）　卵…2個

● 作り方

❶鍋にだし汁、塩、キッチンバサミでニラを3㎝長さに切って加え、しめじもほぐして入れる。

❷火にかけて一煮立ちしたら火を止めて醤油を加える。

❸★の水溶き葛粉を回し入れてとろみをつけ、卵を溶き入れて火を通す。

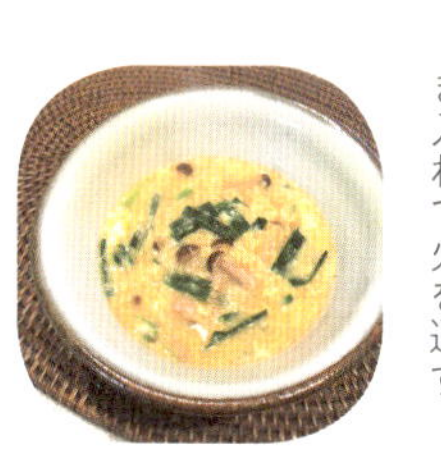

● おすすめ代用食と対応食

・おやつを海苔巻きにして小分けに食べるようにする。
・かつお出汁や昆布、貝柱などの旨味を使い、食欲を促す。
・卵料理やナッツ類でエネルギーを補う。

こめかみ

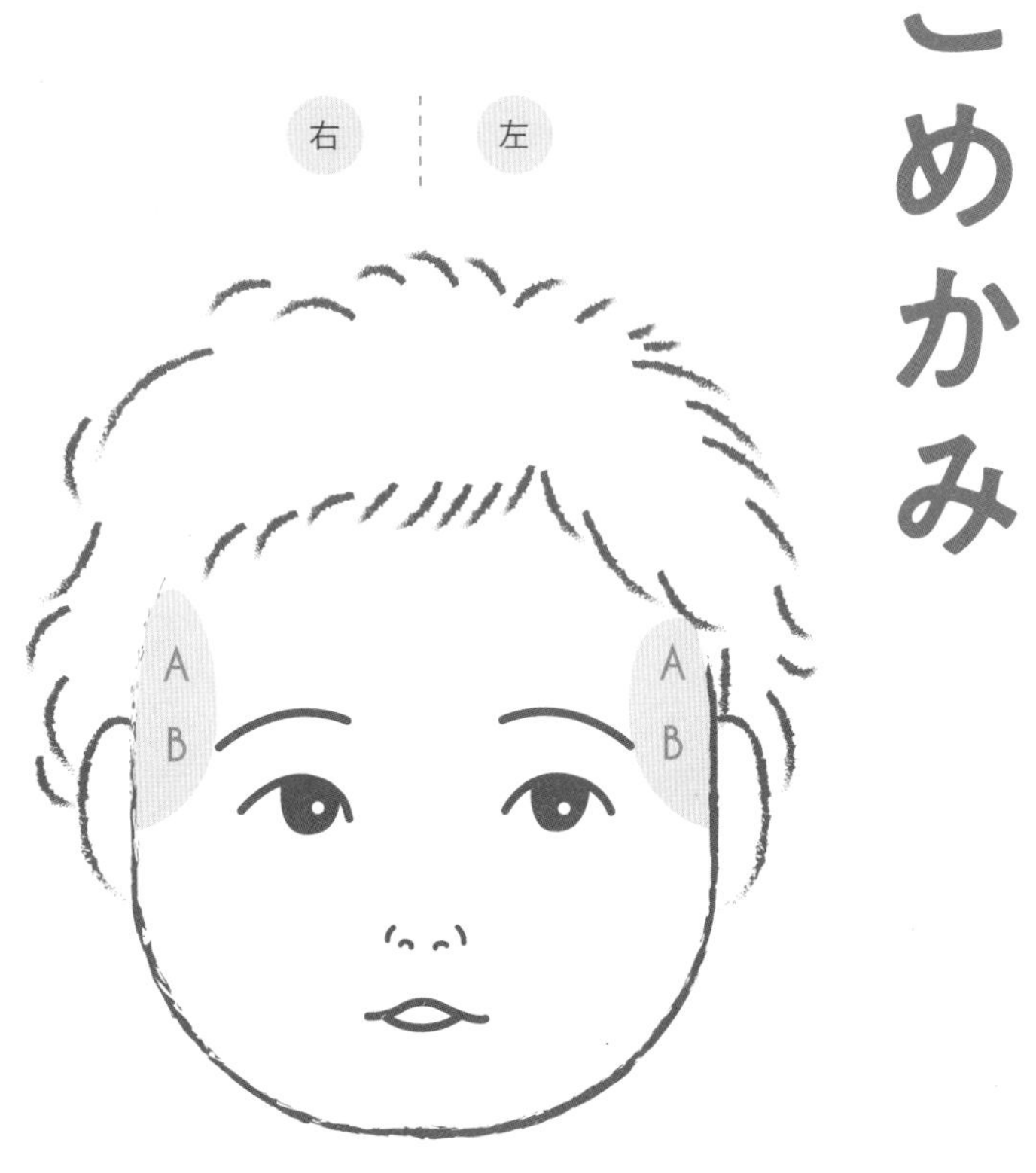

症状チェック

お子さんのこめかみに次のような症状が出ていませんか？

- ▢ ホクロやシミ、吹き出物がある → A へ
- ▢ 血管が浮いている → B へ

食習慣チェック

普段のお子さんの食生活で思い当たることはありませんか？

A

- ▢ 唐揚げやトンカツなどの揚げ物を好む。
- ▢ 糖分と油分がたっぷりのスイーツを好む。
- ▢ あっさり味より濃いめの味を好む。

→「消化器系」に負担がかかっているかもしれません。(P32へ)

B

- ▢ 外での買い食いが習慣になっている。
- ▢ マヨネーズやケチャップ、ソース、ドレッシングなどを大量にかける。
- ▢ 清涼飲料水が欠かせない。

→「肝臓」への負担や「血液の不足」、「瘀血」があるかもしれません。(P34へ)

A こめかみ

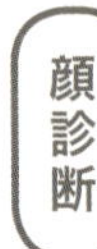
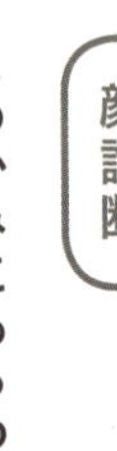

顔診断

こめかみにあらわれている症状
↓ホクロやシミや吹き出物

トラブルの可能性がある内臓
↓消化器系

今、こんな症状が見られませんか？

- □鼻筋にホクロやソバカスがある
- □口角が切れやすい
- □上くちびるにホクロや茶色のシミがある

●原因と思われること

こめかみは基本的に消化器系からのサインが出やすい場所です。ホクロやシミ、吹き出物は体内で処理しきれなかったものの排泄として出ているので、普段から自分の活動量以上に食べている傾向があります。消化器系はとくに甘すぎるものや脂っこいものを嫌いますから、胃腸に負担のかかりやすい梅雨時期はあっさり味にすると不調も起こりにくくなります。

放っておくとこんなことになるかも!?

- ・口臭
- ・手足の裏が黄色っぽくなる
- ・胃下垂や便秘

ここに気をつけて

- かつおや昆布の旨味をベースにして薄味を心がける
- 揚げ物を極力減らし、揚げ油の使い回しも避ける
- ナッツ類やごまで油分をとるようにして、物足りなさを補う

消化器系ケア＆油の毒消しのレシピ

人参と高野豆腐のナッツ和え

（大人2人＋子ども1人分）

材料

人参…1本　高野豆腐…1枚　つきこんにゃく…80g　米油…小さじ1　塩…小さじ½　水…50㎖　クルミ…3個

作り方

❶人参は千切りに、高野豆腐はすりおろし、こんにゃくは塩もみして熱湯でアク抜きしておく。

❷鍋に油を引いて塩をふりながら人参とこんにゃくを炒める→水を加えて蓋をして5分蒸し煮する。

❸高野豆腐を加えてよく和えて刻んだクルミをかける。

切り干し大根のトマトスープ

（大人2人＋子ども1人分）

材料

切り干し大根…20g　トマトピューレ…100㎖　水…3カップ　味噌…大さじ1　パセリ…少々

作り方

❶切り干し大根はさっと洗って食べやすく切る。

❷鍋に①と水を入れて火にかけ、沸騰したら弱火で10分煮る。

❸トマトピューレを加えて味噌を溶き入れ、パセリを散らす。

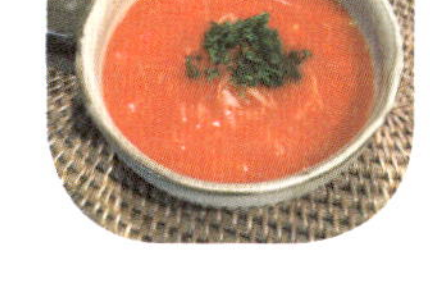

おすすめ代用食と対応食

- おやつはお煎餅やお汁粉など、和風にしてみる。
- 肉や魚は揚げずにオーブンでグリルする。
- 油の毒消しになる大根やカブ、大根、トマト、レモンを積極的に取り入れる。

B こめかみ

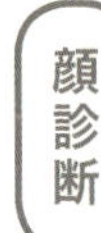

顔診断

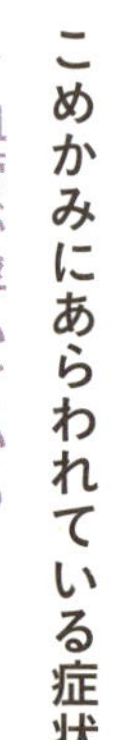

こめかみにあらわれている症状

↓血管が浮いている

トラブルの可能性がある内臓

↓肝臓、血液（不足、瘀血）

今、こんな症状が見られませんか？

- □ホクロが増えてきた
- □目が充血しやすい
- □足の親指の爪が赤黒い、もしくは黒い筋が入る

●原因と思われること

こめかみは基本的に消化器系からのサインが出やすい場所ですが、青筋が立つ時は肝臓にも負担がかかっている場合があります。肝臓は東洋医学では血を貯めておくタンクの役割をしているので、負担がかかると血を貯められなくなって貧血に似た症状が出ることがあります。また、有害なものの解毒も担っているので血液が汚れて「瘀血」にもなりやすくなります。

放っておくとこんなことになるかも!?

- ・視力低下
- ・爪が割れたり、二枚爪になる
- ・頭痛や貧血

ここに気をつけて

●加工の程度が少ないお菓子を選ぶ（甘栗、干し芋、ナッツ類、ドライフルーツなど）

●揚げ物を極力減らし、揚げ油の使い回しも避ける

●過剰な塩分が減ると清涼飲料水も自然に減らすことができます

肝臓ケア＆瘀血解消のレシピ

豚しゃぶの黒ごまソース

（大人2人＋子ども1人分）

●材料

豚肉薄切り…8枚（大人3枚、子ども2枚）　大根（細い千切り）…240g　塩…ひとつまみ　黒ごま…大さじ2.5　★（ごま油…小さじ2　リンゴ酢…大さじ1　おろし生姜…小さじ1　醤油…小さじ2）　三つ葉…適量

●作り方

❶大根は千切りにして塩でもみ、水気を切る。

❷すり鉢で黒ごまをすり、★を加えてよくすり混ぜる。

❸器に大根を盛り、ゆでた豚しゃぶをのせ、黒ごまソースをかけ、刻んだ三つ葉を散らす。

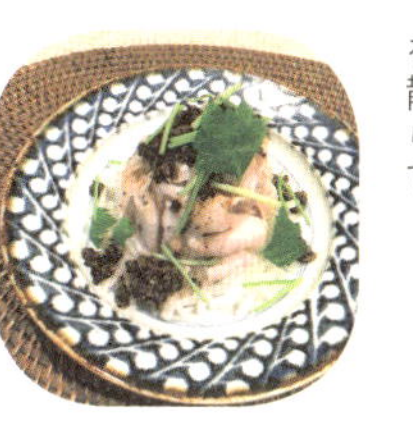

レンコンと三つ葉の梅風味サラダ

（大人2人＋子ども1人分）

●材料

レンコン…120g　三つ葉…1束　リンゴ酢、塩…各少々　★（梅酢…小さじ1　ハチミツ…少々）　白ごま…小さじ1

●作り方

❶レンコンはスライサーで薄くスライスし、りんご酢を入れた熱湯でさっと茹でてザルにあげる。

❷ボウルに①と★と半ずりにした白ごま、刻んだ三つ葉を加えてよく和える。

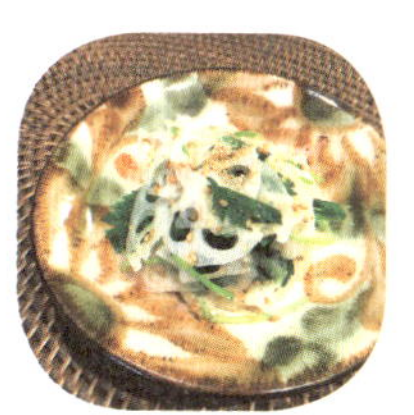

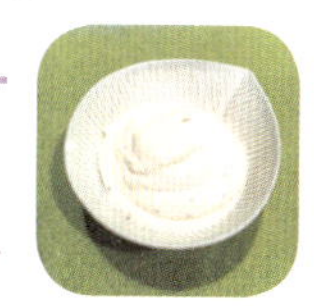

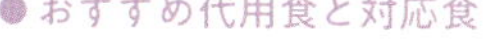

●おすすめ代用食と対応食

・マヨネーズは豆腐で手作りしてみる（写真上）。
〈レシピ〉豆腐150g＋米油30g＋レモン汁大さじ１＋塩小さじ１＋マスタード少々

・清涼飲料水を手作りしてみる。
〈レシピ〉ハチミツ大さじ１＋海塩小さじ¼＋レモン汁大さじ１を混ぜ、水か炭酸水を500mℓ加えてよく混ぜる

・ドレッシングを手作りしてみる（写真下）。
〈レシピ〉リンゴ酢大さじ１＋醤油・米油各小さじ½＋ハチミツ小さじ¼＋ハーブ塩少々

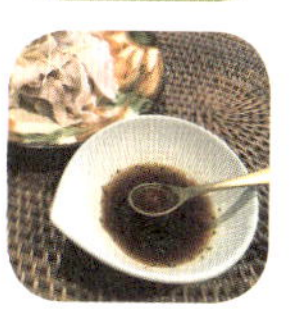

お子さんを観察する時に気をつけたいポイント

お子さんを観察するにあたり、気をつけてほしいポイントが3つあります。

一つ目は「見すぎないこと」です。お子さんが気味悪がって顔を見せてくれなくなります。必死な親御さんほど真顔でガン見してしまう傾向があり、お子さんに拒否されることもあるのです。これは私の失敗談ですが、姪っ子のお守りを頼まれた時に、普段から人様の顔を見るのが仕事の私は、身内だからと不躾にじろじろと観察してしまい、姪っ子にそっぽを向かれてしまったことがありました。これではいざという時に顔を向けてくれなくなってしまうので、さりげなく見る、ということを意識してみてください。

二つ目は、子どもが外で友達と食べてきたものを「尋問しない」ということです。たとえファストフードを食べてきたとしても、親に隠すようになってしまってはケアのしようがなくなります。子どもにも子どもなりの付き合いがあり、人間関係がありますから、それを尊重しつつ「そういえば、今日みんなと何食べてきたの～？」とさりげなく聞くようにしてみてください。多少変なものを食べてきたとしても、本書を参考に夕食でこっそりと毒消しメニューを出してあげれば良いのです。食卓がピリピリとした緊張感に包まれないように、さりげなく、が肝心です。

三つ目は、もしお子さんの顔に何かサインを見つけた場合でも、「不安に思わないこと」です。親御さんの不安感はお子さんにも伝わってしまいます。子どもは大人以上に肌身で人の心理状態を感じ取ります。それが近しい家族なら尚のことです。まずは親であるご自身がどっしりと構えて、原因となる食生活を改めたり、本書で紹介している料理を一品でもいいので実践してみてください。

顔には検査値で異常が出る前の段階でサインがあらわれますし、体は食べたものでできていますから、出てきた症状は日々の食事の積み重ねによるものが大きいのです。お子さんの場合は食を整えることでサインが消えることもありますから、食養生をしつつ経過も観察してみてください。

目のまわり

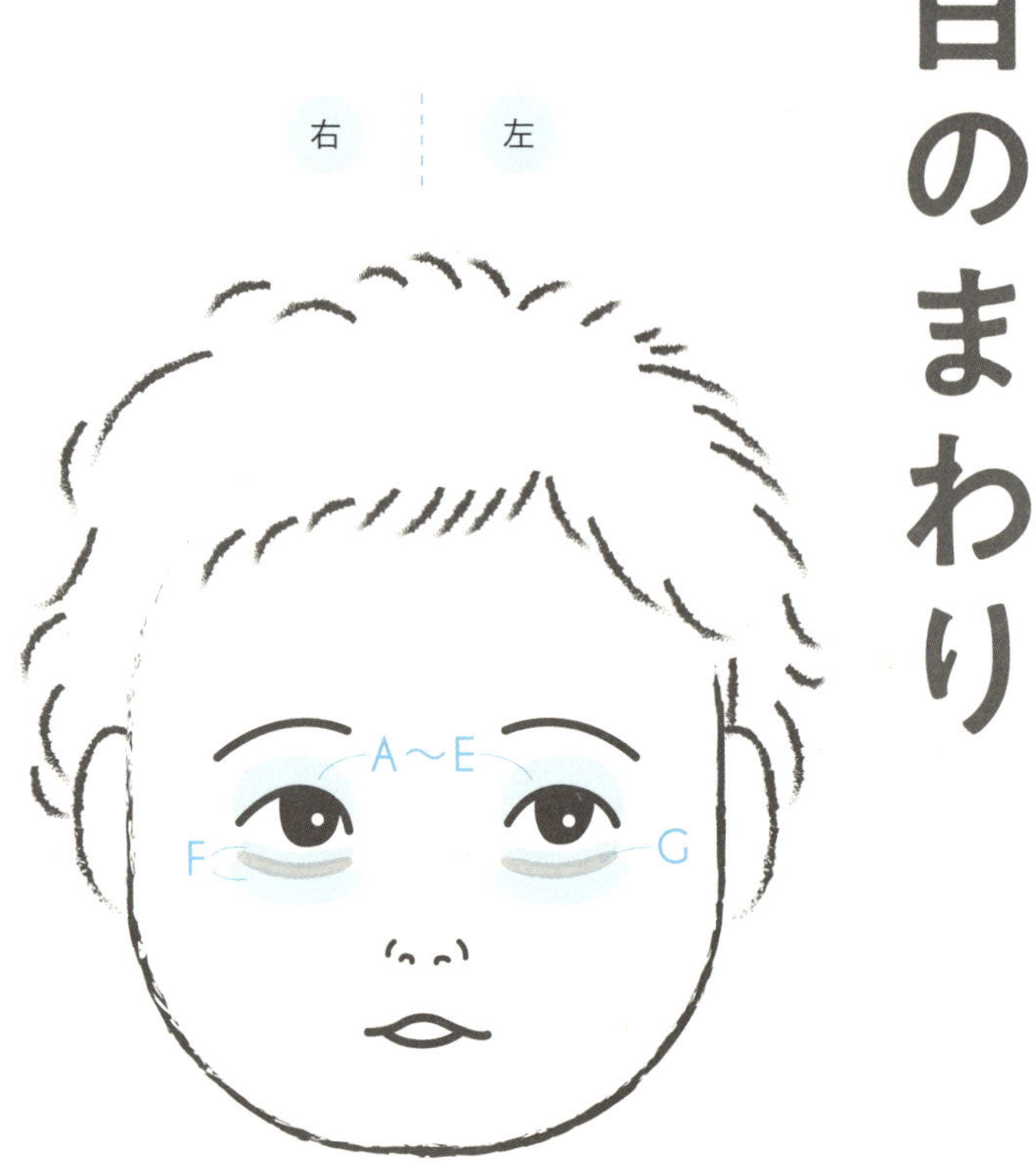

症状チェック

お子さんの目のまわりに次のような症状が出ていませんか？

- □ まぶたが腫れぼったい → A へ
- □ 赤みがある → B へ
- □ 暗い色 → C へ
- □ 黄色っぽい色 → D へ
- □ ホクロやシミや吹き出物 → E へ
- □ 下まぶたにできもの／アイバックの下にソバカス → F へ
- □ クマ（黒い／青っぽい） → G へ

食習慣チェック

普段のお子さんの食生活で思い当たることはありませんか?

A

- □ 食べすぎる。
- □ 濃い味付けを好む。
- □ 食事中にお茶や水をたくさん飲む。

→「消化器系」と「生殖器系・泌尿器系」に負担がかかっているかもしれません。(P40へ)

B

- □ ほろ苦いものを好む。
- □ 果物や白砂糖を使った甘いものを好む。
- □ 清涼飲料水や炭酸飲料が好き。

→「循環器系」に負担がかかっているかもしれません。(P42へ)

C

- □ 甘いものをとりすぎる。
- □ 冷たいものをとりすぎる。
- □ 夏野菜や生野菜が多い。

→「生殖器系・泌尿器系」に負担がかかっているかもしれません。(P44へ)

D

- □ 食べすぎる。
- □ 甘いものが多い。
- □ 脂っこいものが多い。

→「肝臓」と「消化器系」に負担がかかっているかもしれません。(P46へ)

E

- □ 肉や魚、卵、チーズなどの動物性食品が多い(とくに右目)。
- □ アイスやプリンなどの冷たくて甘いものが多い(とくに左目)。
- □ 人工甘味料入りの清涼飲料水が多い(左目)。
- □ 精製された塩をとりすぎる。

→「肝臓」や「腎臓」に負担がかかっているかもしれません。(P48へ)

F

- □ 揚げ物を好む。
- □ 糖分と油分がたっぷりのスイーツを好む。
- □ 米よりパンが主食。

→「消化器系」に負担がかかっているかもしれません。(P50へ)

G

- □ 冷たいものが多い。

→黒いクマは腎臓からのサイン

- □ 甘いものや食品添加物が多い。

→青っぽいクマは肝臓からのサイン

→「腎臓」のほか「肝臓」にも負担がかかっているかもしれません。(P52へ)

A 目のまわり

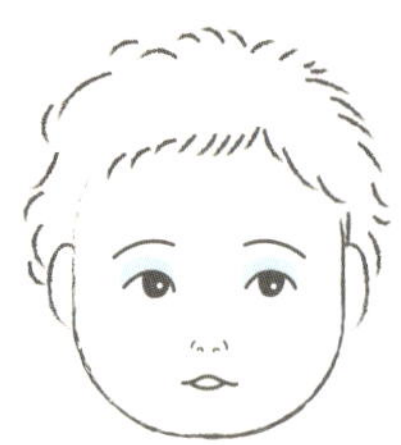

顔診断

目のまわりにあらわれている症状

↓腫れぼったい

トラブルの可能性がある内臓

↓消化器系、生殖器系・泌尿器系

今、こんな症状が見られませんか？

- **顔だけでなく手足もむくむ**
- **トイレが近い**
- **疲れやすい**

●原因と思われること

まぶたを含む目のまわりは基本的に肝臓や腎臓からのサインが出やすい場所です。肝臓は血液の解毒器官であり、腎臓は血液をろ過する働きがあります。まぶたの腫れぼったさは暴飲暴食や睡眠不足も一因ですが、肝臓や腎臓の働きが低下することで体内に老廃物を含んだ余分な水分が停滞して起こります。

放っておくとこんなことになるかも!?

・血圧が高くなる
・心臓にも負担がかかる
・冷え性
・肥満体型

ここに気をつけて

- **よく噛んで食べる**
- **かつおや昆布の旨みを活用すると薄味でも味が決まる**
- **お茶漬けやとろろご飯など、噛まずに食べられるメニューを避ける**
- **食事中のお茶や水は控える**

消化器系&生殖器系・泌尿器系ケア&利水作用のあるレシピ

黒豆ひじきご飯
（作りやすい量）

●材料

米…2カップ　黒米…大さじ1　黒豆…大さじ3　芽ひじき…3g　梅酢…小さじ½

●作り方

❶黒豆は一晩水に浸しておく。

❷米をといで黒米、ひじき、梅酢を加えて2合の目盛りに水を注いで炊飯器で炊く。

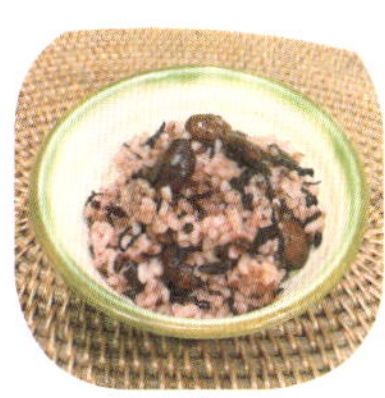

長芋ときゅうりの塩昆布和え
（大人2人＋子ども1人分）

＊スライサーとキッチンハサミでできる

●材料

長芋…200g　きゅうり…1本　塩昆布…3g　梅酢…小さじ1　かつお節…適量

●作り方

❶長芋ときゅうりは千切りになるスライサーでスライスする。

❷塩昆布をハサミで切りながら加え、梅酢とかつお節も加えてよく和える。

●おすすめ代用食と対応食

- 塩分をとりすぎたら、過剰なナトリウムを排出するカリウムが豊富な海藻類、マメ類や野菜を増やす。
- 具沢山のお味噌汁にして一汁一菜にする。
- 食間に利水作用のあるはと麦茶をホットでいただく。

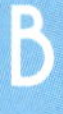

目のまわり

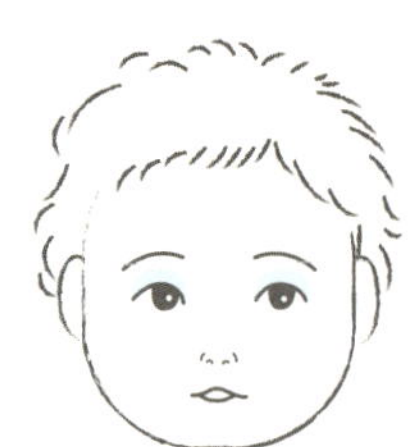

顔診断

目のまわりにあらわれている症状

↓

赤みがある

↓

トラブルの可能性がある内臓

循環器系

今、こんな症状が見られませんか？

- **汗っかき**
- **鼻血や目の充血がある**
- **口内炎ができやすい**

● **原因と思われること**

赤色で出るサインは心臓をはじめとした循環器系の弱りです。普段から甘いものを多く食べていると、チョコレートを食べた時のように「ふっ」と体がゆるみ、細胞や毛細血管も広がって気も上がりやすくなるので、顔を含む上半身で充血や流血といった「赤色」の症状がでやすくなります。また、糖のとりすぎは粘膜を弱らせたり、口内の粘膜がゆるんで誤って噛むことでも口内炎を起こしやすくなります。

放っておくとこんなことになるかも!?

- **傷が治りにくくなる**
- **のぼせやすく、赤ら顔になる**
- **毛穴が開いて肌のキメが粗くなる**

ここに気をつけて

- **果物は酸味を含む甘酸っぱいものを選ぶ**
- **自然な甘みのドライフルーツや甘酒などをおやつにする**
- **甘いものは完全に止めると反動がくるので3～4日に1度とメリハリを持って与えるようにする**

循環器系をケアするレシピ

ひじきのクルミ白和え

（大人2人＋子ども1人分）

●材料

芽ひじき…10g　豆腐…½丁　水…100㎖　クルミ…5個　味噌…大さじ1　醤油…小さじ1　すりおろし生姜…少々

●作り方

❶豆腐は水切りして、ひじきは水で戻してザルに上げる。

❷鍋にひじき・水・醤油・生姜を入れて煮切る。

❸すり鉢でクルミをすりつぶし、味噌と豆腐も加えてよくすり混ぜ、②も加えてよく和える。

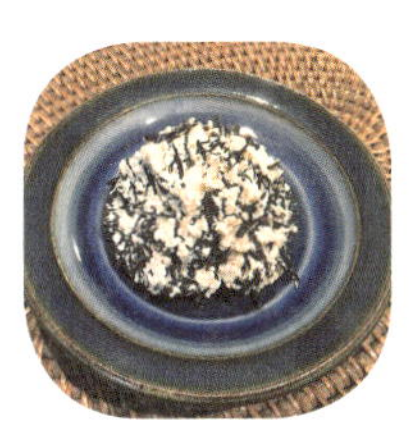

かぼちゃと玉ねぎのスープ

（大人2人＋子ども1人分）

●材料

かぼちゃ…90g　玉ねぎ…½個　だし汁…300㎖　パセリ…少々　塩…小さじ¼

●作り方

❶かぼちゃは食べやすく切り、玉ねぎは薄切りにする。

❷鍋に玉ねぎと大さじ2の水を入れて塩を半量（小さじ⅛）ふり入れながら弱火でじっくり炒める。

❸だし汁とかぼちゃを加えて柔らかく煮る。

❹残りの塩で味を整え、器によそい刻んだパセリを添える。

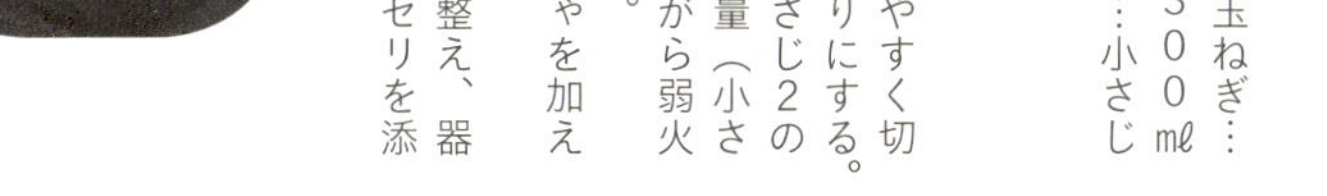

●おすすめ代用食と対応食

- 気を降ろす作用のある海藻類、ニラ、パセリ、カブ、大根、白菜、そばを取り入れてのぼせを防ぐ。
- 心臓および循環器系をケアして余分な熱を冷ますひじきを取りれる。
- 清涼飲料水を手作りしてみる（P35参照）。

C

目のまわり

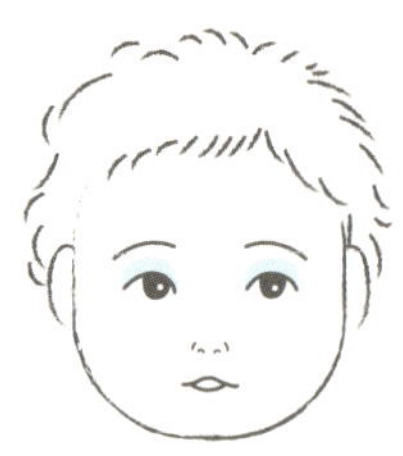

顔診断

目のまわりに あらわれている症状

↓暗い色

トラブルの可能性がある内臓

↓生殖器系・泌尿器系

今、こんな症状が見られませんか？

- 目の下にクマができている
- 鼻の下やあご、耳にホクロがある
- トイレが近い

●原因と思われること

暗い色は、まぶたに限らず生殖器系や泌尿器系が弱っているサインです。とくにまぶたに出る時には、体が冷えきっていたり体内に老廃物が停滞している状態です。食事に気をつけると同時に、運動して汗をかく習慣をつけると、適度にデトックスができるようになるので症状も落ち着いてきます。

放っておくと こんなことになるかも!?

- ・耳鳴りや中耳炎
- ・慢性的な冷え症
- ・骨や歯が弱くなる

ここに気をつけて

- **冷たい飲み物は氷抜きにする**
- **体を内側から温める本葛粉を活用する**
- **野菜は火を通すか塩もみして、体を冷やす作用を和らげる**

生殖器系＆泌尿器系をケアするレシピ

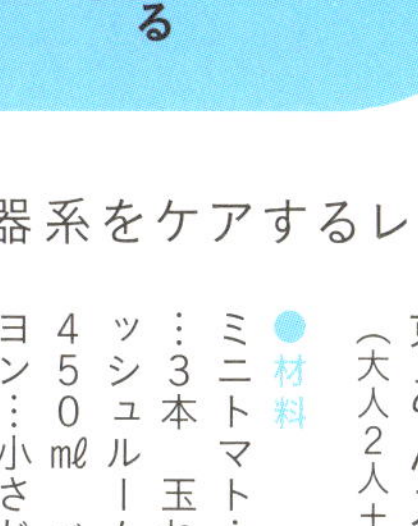

夏野菜の葛あんスープ

（大人2人＋子ども1人分）

材料

ミニトマト…6個　オクラ…3本　玉ねぎ…¼個　マッシュルーム…1個　水…450㎖　ベジタブルブイヨン…小さじ½　塩…少々　本葛粉…小さじ2＋水50㎖

作り方

❶ミニトマトは半分に切り、オクラは塩をまぶして板ずりにして流水で洗ってから小口切りにする。
❷玉ねぎとマッシュルームはスライスする。
❸鍋に玉ねぎと大さじ2の水、ひとつまみの塩を加えて中弱火で炒める。
❹①とマッシュルーム、450㎖の水を加えて一煮立ちさせる。
❺ブイヨンと塩で味を整え、水で溶いた葛粉を入れてさらに一煮立ちさせる。

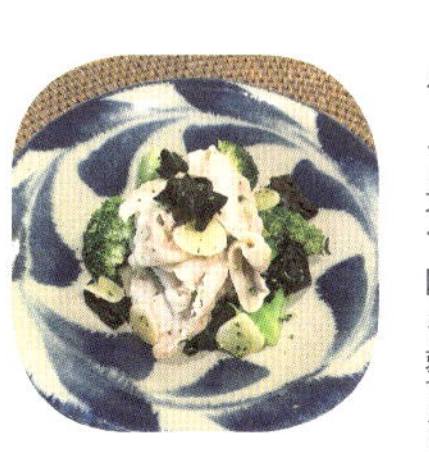

ブロッコリーと豚肉のガーリック炒め

（大人2人＋子ども1人分）

材料

ブロッコリー…½房　豚肉の薄切り…8枚（大人3枚ずつ、子ども2枚）　黒キクラゲ…6g　ニンニク…1個　オリーブオイル…小さじ½　ハーブ塩…小さじ½　水…50㎖

作り方

❶ブロッコリーは一口大に切り、ニンニクはスライス、キクラゲは水で戻して粗く刻む。
❷鍋に油を引いてニンニクを炒め、ブロッコリーとキクラゲと水を加えて蓋をして蒸し煮にする。
❸豚肉も加えて火を通し、ハーブ塩で味を整える。

おすすめ代用食と対応食

- 生殖器と泌尿器を養う黒米、黒ごま、枝豆、カリフラワー、キャベツ、ごぼう、ブロッコリー、マッシュルーム、うなぎ、えび、貝柱、ししゃも、真鯛、鶏レバー、豚肉を取り入れる。
- 甘いものをとりすぎたら毒消しになるニラ、カブ、小松菜、ごぼう、生姜、大根、玉ねぎ、ゴーヤ、ニンニク、ネギ、えび、しらす、あおさ、昆布、海苔、ひじき、もずく、ワカメ、ふのり、梅干し、味噌を取り入れる。
- 冷たいものを食べたら葛湯でお腹を温める（P11参照）。

D 目のまわり

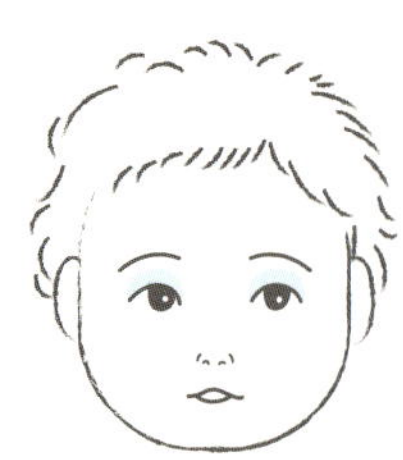

顔診断

目のまわりにあらわれている症状

↓黄色っぽい

トラブルの可能性がある内臓

↓肝臓と消化器系

今、こんな症状が見られませんか？

- □白目も黄色っぽい
- □口内炎やヘルペスができている
- □まぶたがピクピクと痙攣する

●原因と思われること

まぶたの黄色っぽさは基本的に消化器系が弱っているサインと捉えますが、その前の段階で肝臓や胆のうに負担がかかっていたことも読み取ることができます。そのため、ケアする時には消化器系とともに肝臓のケアも一緒に行うと回復しやすくなります。

放っておくとこんなことになるかも!?

- ・鼻血が出たりアザができやすい
- ・手足が重だるい
- ・足がつる

ここに気をつけて

- **食べ始めの一口目だけでも100回噛んで食べすぎを防ぐ**
- **薄味にして素材の持ち味を感じられるようにする**
- **油を使う調理を控え、茹でたりグリルで焼いて油を落とす**

肝臓と消化器系をケアするレシピ

ししゃものトマトマリネ
（大人2人+子ども1人分）

材料

ししゃも…8尾（大人3尾、子ども2尾）　玉ねぎ…½個　ミニトマト…6個　生姜…少々　★（リンゴ酢…大さじ1　レモン汁…大さじ½　ハーブ塩…小さじ¼）　三つ葉…適量

作り方

❶玉ねぎは千切りに、ミニトマトは半分に切り、三つ葉も食べやすく刻み、生姜はすりおろす。

❷バットに焼いたししゃもを敷きつめ、野菜をのせたら★をよく混ぜたものを回しかける。

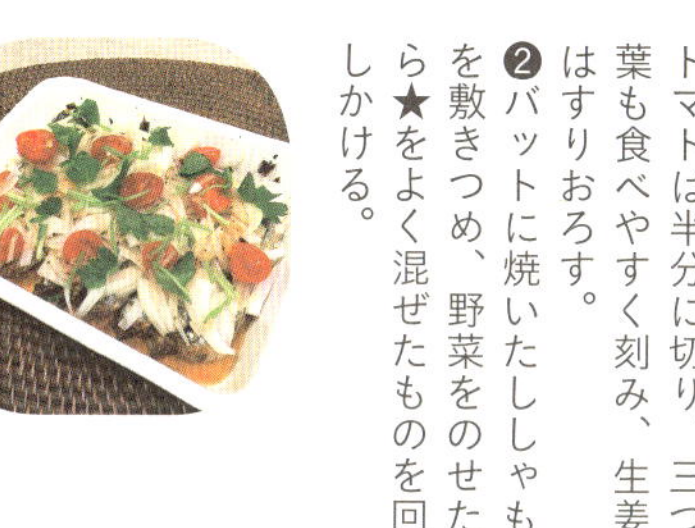

長芋の黒ごま和え
（大人2人+子ども1人分）

材料

長芋…250g　黒ごま…大さじ1　★（ごま油・梅酢…各小さじ½　醤油…小さじ1）

作り方

❶長芋は皮をむいて2㎝幅の半月切りにする。

❷粉吹き芋の要領で鍋に長芋を敷き詰め、ヒタヒタの水を入れて柔らかく煮る。

❸ごまは軽く炒ってからすり鉢で半ずりにし★を加えてよくすり混ぜる。

❹③のすり鉢に長芋を入れてよく和える。

おすすめ代用食と対応食

- 消化を助ける人参、米麹（塩麹や甘酒でもOK）、オクラ、カブ、大根、トマト、白菜、パセリを取り入れる。
- 甘いものの過食で消耗しやすいカルシウムやミネラルを乾物（切り干し大根、高野豆腐、干ししいたけ、ひじき、干し貝柱など）から補う。
- 油の毒消しになるきのこ類や大根やカブ、大根、トマト、レモンを積極的に取り入れる。

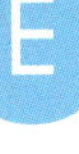

目のまわり

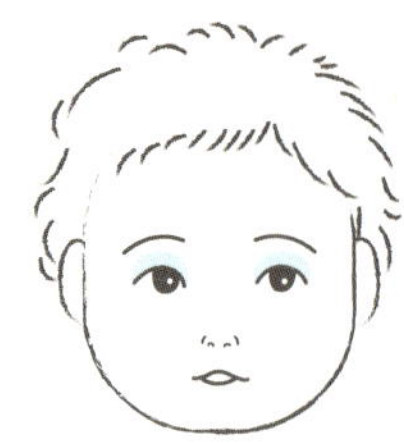

顔診断

目のまわりにあらわれている症状
↓ホクロやシミや吹き出物
トラブルの可能性がある内臓
↓肝臓 ＋ 腎臓

今、こんな症状が見られませんか？

- □目の下にクマができている
- □鼻の下やあごにもホクロがある
- □目の充血

● 原因と思われること

シミやホクロや吹き出物は、体内で処理しきれなかったものの排泄として肌に出てきます。それがまぶたを目がけて出てくる場合は、体内の解毒器官である肝臓と腎臓いずれも弱っているサインです。

東洋医学では、体の右側には肉や魚、卵、チーズなどの体を温めて引き締める作用のある動物性食品が多い時の排泄として出ていて、逆に左側は体をゆるめて冷やす作用のある冷たくて甘いもの、もしくは解毒するのに手間のかかる人工甘味料をはじめとした食品添加物が多いと出てきます。

放っておくとこんなことになるかも!?

- **肌トラブルが増える**
- **疲れやすくなる**
- **視力低下**

ここに気をつけて

- 精製塩を天日塩に替える
- 肉や魚を食べる時には見た目で同じくらいの野菜を付ける
- 体を温める動物性食品が多いと体に余分な熱がこもるため、逆の性質を持つ冷たいものや甘いものでバランスを取ろうとする。まずは動物性食品を控える

肝臓と腎臓をケアするレシピ

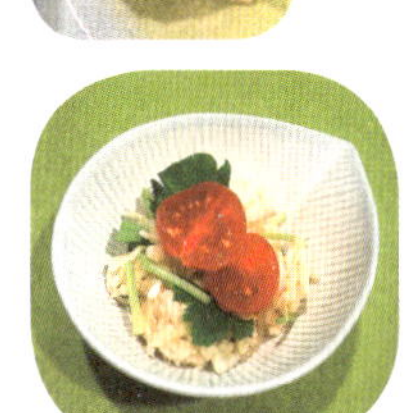

切り干し大根とトマトのマリネ

（大人2人＋子ども1人分）

＊ジッパー付き保存袋一つでできる

●材料

切り干し…大根20g　ミニトマト…6個　三つ葉…3本　梅酢、リンゴ酢…各小さじ1　水…50㎖　オリーブオイル…小さじ½

●作り方

❶切り干し大根は洗って食べやすく切る。
❷ミニトマトは半分に、三つ葉も食べやすく刻む。
❸ジッパー付き保存袋にすべての材料を入れて30分置く。

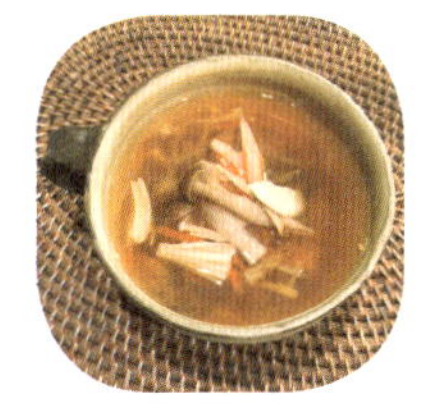

ごぼうときのこの具沢山味噌汁

（大人2人＋子ども1人分）

＊スライサー活用

●材料

ごぼう、エリンギ、しめじ、えのき…各30g　人参…20g　だし汁…2カップ　味噌…大さじ1.5

●作り方

❶ごぼうはささがきにして水にさらす。
❷人参は粗い千切りにしてきのこ類は手でさく。
❸鍋にだし汁と①、②を入れて根菜が柔らかくなるまで煮る。
❹火を止めて味噌を溶き入れる。

●おすすめ代用食と対応食

- 清涼飲料水の代わりに果汁100%のストレートジュースを選ぶ。
- 牛肉にはごぼうや人参、豚肉には生姜や玉ねぎ、鶏肉には長ネギ、卵にはニラや玉ねぎ、ヨーグルトやチーズなどの乳製品にはきのこ類やトマトを組み合わせると消化を助ける。
- 肝臓をケアするレモンや酢などの酸味を取り入れる。中でも梅干し（天日塩を使った良質のものを選ぶ）には解毒作用があるのでオススメ。

F 目のまわり

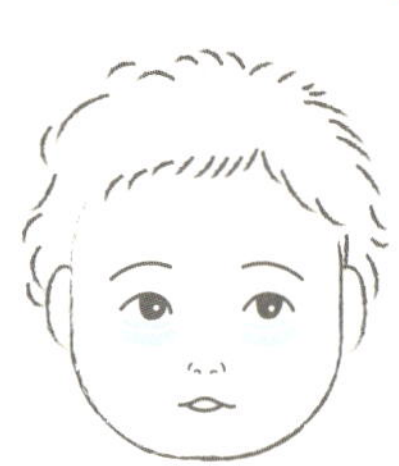

顔診断

目のまわりにあらわれている症状

↓下まぶたにできものや、アイバックの下にソバカスがある

トラブルの可能性がある内臓

↓消化器系

今、こんな症状が見られませんか？

- □ 鼻筋にホクロやシミや吹き出物がある
- □ 口角が切れやすい
- □ 上くちびるにホクロや茶色のシミがある

● **原因と思われること**

下まぶたやアイバックの下は消化器系からのサインがあらわれる場所です。食べすぎたり飲みすぎたりすると下まぶたのきわの部分にできものが出てくることがあります。自分の運動量以上の食べ物をエネルギーとして取り込んだ際に、「多いよ」とサインを出してくれているのです。アイバックの下は胃腸が苦手とする油物の消化が追いつかなかった時の排出として出てきます。

放っておくとこんなことになるかも!?

- ・将来、シミが増える
- ・むくみやたるみ
- ・口臭

ここに気をつけて

- **揚げ物を極力減らし、揚げ油の使い回しもやめる**
- **ドーナッツや菓子パンなどの糖分と油分が多いものを避ける**
- **米が主食の和食に切り替える**

消化促進＆油の毒消しレシピ

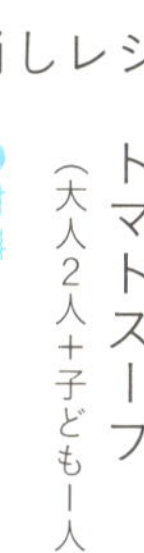

きのこたっぷりトマトスープ
（大人2人＋子ども1人分）

●材料

エリンギ、マッシュルーム、しめじ…各30g　ニンニク…1個　玉ねぎ…½個　水…大さじ3　トマトピューレ…60g　野菜ブイヨン…小さじ½　水…400ml　味噌…小さじ1　塩…少々

●作り方

❶きのこ類は食べやすく手でさき、ニンニクと玉ねぎは薄くスライスする。
❷鍋に玉ねぎとニンニクと大さじ3の水と塩を入れて中火にかけてウォーターソテーする。
❸きのこ類とトマトピューレ、水を入れて一煮立ちしたらブイヨンと味噌で味を整える。

大根とラディッシュのレモンピクルス
（大人2人＋子ども1人分）

●材料

大根…300g　ラディッシュ…3個　塩…小さじ1　レモン…大さじ1　ハチミツ…小さじ½

●作り方

❶大根は千切りに、ラディッシュはスライスする。
❷すべての材料をジッパー付きの袋に入れて軽くもみ込み、冷蔵庫で半日漬ける。

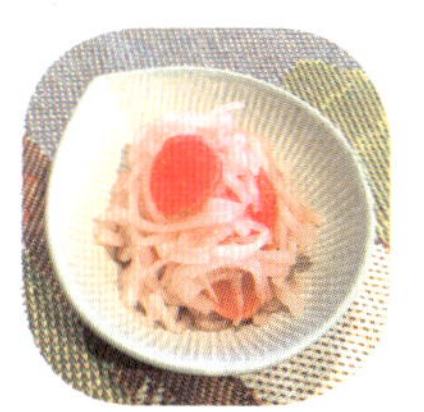

●おすすめ代用食と対応食

・おやつはお煎餅やお汁粉などで和風にしてみる。
・肉や魚は揚げずにオーブンでグリルする。
・油の毒消しになるきのこ類や大根やカブ、大根、トマト、レモンを積極的に取り入れる。

G 目のまわり

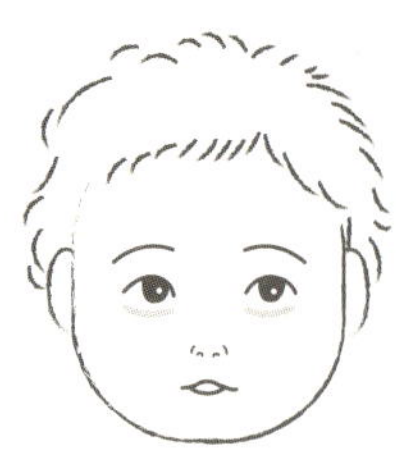

顔診断

目のまわりにあらわれている症状
↓黒っぽいクマ、青っぽいクマ
トラブルの可能性がある内臓
・黒っぽいクマ↓腎臓
・青っぽいクマ↓肝臓

今、こんな症状が見られませんか？

- 赤黒いニキビがある
- 耳にホクロがある
- 目が充血しやすいまぶししく感じやすい

● 原因と思われること

目の下のクマは夜更かしや寝不足でも出てきますが、特定の臓器からのサインの場合もあります。体内の解毒器官である肝臓と腎臓。この二つの臓器が弱った場合、血液中に老廃物が溜まってしまい、目の下が黒ずんだり青ずんだりすることがあります。黒っぽいクマは血液をろ過する腎臓の働きが弱っているサイン。一方、青っぽいクマは血液の解毒をしている肝臓の働きが低下している時に出てきます。

放っておくとこんなことになるかも!?
・貧血
・冷え性
・頭痛や肩こり

ここに気をつけて

- 冷たいものを避け、体温以下のものは極力避ける
- 甘いものはゼロにすると反動が起こるので食べる日と食べない日を設けてメリハリを持つ
- 運動して代謝を上げる

腎臓＆肝臓ケアレシピ

カブの味噌ポタージュ
（大人2人＋子ども1人分）

●材料
カブ…1個　長芋…140g　玉ねぎ…1/4個　えのき30g　水…2カップ　野菜ブイヨン…小さじ1/2　味噌…小さじ2　パセリ…少々

●作り方
❶カブと長芋と玉ねぎはスライサーでスライスしながら鍋に直接入れる。
❷えのきはキッチンバサミで細かく切りながら鍋に入れ、水を加えて中火で10分煮る。
❸野菜ブイヨンと味噌を入れてブレンダーにかけて滑らかにし、刻んだパセリを添える。

ニラとえのきのカブあんかけ
（大人2人＋子ども1人分）

●材料
ニラ…80g　えのき…60g　水…50ml　カブ…1個　葛粉…大さじ1　醤油…小さじ1　塩…少々

●作り方
❶ニラとえのきは食べやすく切り、鍋に入れて水と塩を加えて中火にかけ一煮立ちさせる。
❷カブをすりおろし、水を足して150mlにしたものに葛粉と醤油を加えてよく混ぜたものを①に加えてさらに一煮立ちさせてとろみをつける。

●おすすめ代用食と対応食

- おやつに腎臓を養う甘栗を取り入れてみる。
- いちごやブドウ、ブルーベリーは肝臓を養う果物なのでおやつに取り入れてみる。
- 味噌はお腹を温めて解毒もしてくれるので毎日味噌汁をとるようにする。

目

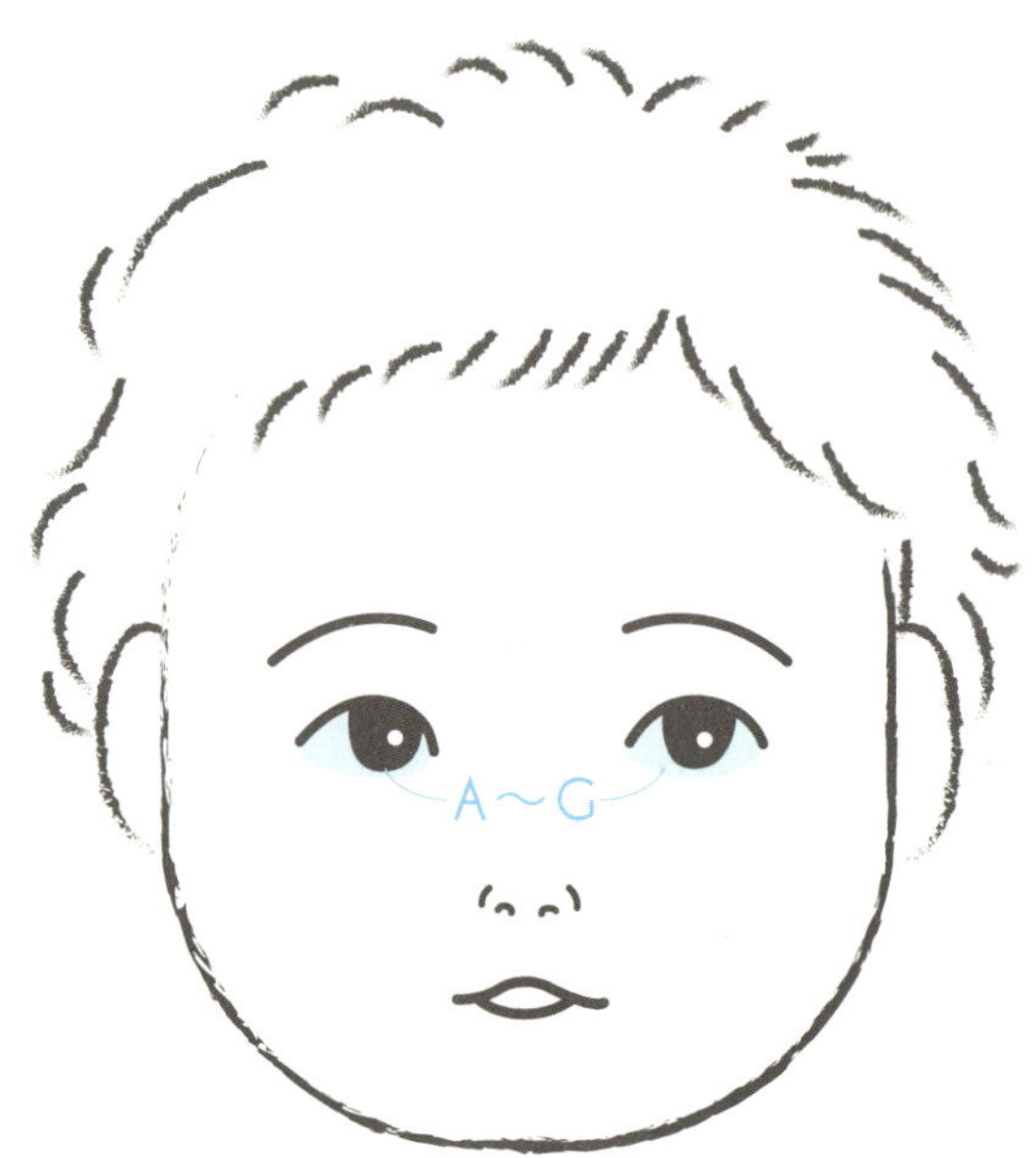

症状チェック

お子さんの目に次のような症状が出ていませんか？

- ▢ 充血 → A へ
- ▢ 白目が黄色っぽい → B へ
- ▢ 白目が青白い → C へ
- ▢ 赤い線 → D へ
- ▢ 赤い点／暗い色の点 → E へ
- ▢ 透明っぽい粘液のかたまり → F へ
- ▢ まぶしがる／よく涙が出る → G へ

食習慣チェック

普段のお子さんの食生活で思い当たることはありませんか?

A

- □ 甘いものが多い。
- □ 食品添加物が多い。
- □ 酸っぱいものが苦手。

→「循環器系」と「呼吸器系」と「肝臓」に負担がかかっているかもしれません。(P56へ)

B

- □ 肉や魚の脂のほか、揚げ物が多い。
- □ チーズや生クリームなどの乳脂肪が多い。

→「肝臓」と「消化器系」に負担がかかっているかもしれません。(P58へ)

C

- □ 乳製品が多い。

→「呼吸器系」と「生殖器系」に負担がかかっているかもしれません。(P60へ)

D

- □ 辛いものが好き。
- □ パンやクッキー、クラッカー、お煎餅などの乾燥したものが多い。

→「循環器系」や「呼吸器系」に負担がかかっているかもしれません。(P62へ)

E

- □ 卵やチーズが多い。
- □ プリンやケーキなどの乳製品と糖分の組み合わせが好き。

→「循環器系」に負担がかかっていたり、体内に老廃物が溜まり始めている傾向があるかもしれません。(P64へ)

F

- □ チーズやバターが好き。

→「呼吸器系」に負担がかかっているかもしれません。(P66へ)

G

- □ 甘いものが多い。
- □ 肉や魚の脂が多い。揚げ物が多い。

→「肝臓」に負担がかかっているかもしれません。(P68へ)

A 目

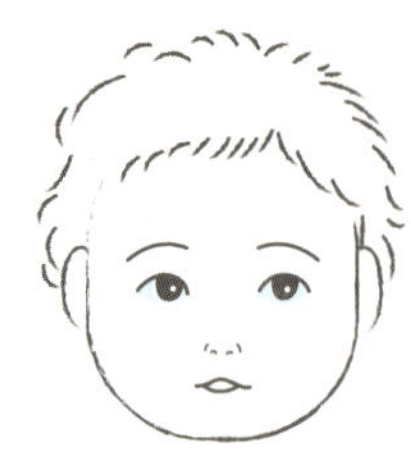

顔診断

目にあらわれている症状
↓充血
トラブルの可能性がある内臓
↓循環器系＋呼吸器系＋肝臓

目にはたくさんの毛細血管が集中しているので、体中を循環してきた血液の状態があらわれやすいのです。充血はスマホやパソコン、ゲームなどで目を酷使したり、夜更かしによって起こる他、普段食べているものの性質が、体をゆるめて冷ます「陰性」に偏っているとたちまち毛細血管もゆるんで充血につながります。また、血液が汚れたり血流に滞りができる「瘀血」が原因の場合もあります。

今、こんな症状が見られませんか？

- □ **眉間に縦じわがある**
- □ **まぶたがピクピクと痙攣する**
- □ **のぼせやすい**

● **原因と思われること**

目は体内で起こっていることを一早く教えてくれるパーツです。

放っておくとこんなことになるかも!?
- **・足がつりやすくなる**
- **・落ち着きがなくなる**
- **・花粉症などのアレルギー症状が出る**

ここに気をつけて

- 白砂糖を使ったものや甘すぎる果物を減らす
- 食品添加物が多くなりがちな冷凍食品やレトルトを減らしてみる
- 減農薬や無農薬の食材を選ぶ

瘀血を解消し充血をケアするレシピ

オクラと三つ葉のお吸い物

（大人2人＋子ども1人分）

● 材料

オクラ…3本　三つ葉…3本　だし汁…2カップ　塩…小さじ1/8

● 作り方

❶オクラは斜めに切り、三つ葉も食べやすく刻む。
❷鍋でだし汁を温めてオクラを入れて一煮立ちさせ、塩で調味する。
❸器によそい、三つ葉を添える。

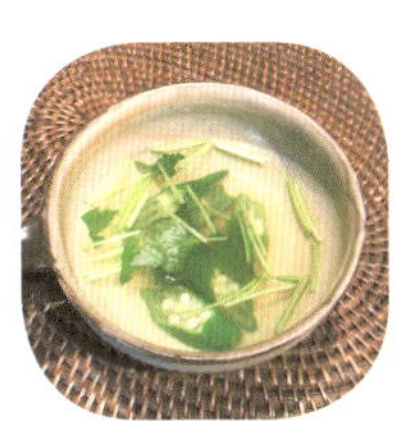

高野豆腐のトマト煮

（大人2人＋子ども1人分）

● 材料

高野豆腐…2枚　玉ねぎ…1/2個　マッシュルーム…2個　トマトピューレ…100㎖　ソーセージ…3本　味噌…大さじ1　塩、パセリ…適量　水150㎖

● 作り方

❶高野豆腐は水で戻して絞り、さいの目に切る。
❷マッシュルームと玉ねぎはスライスし、ソーセージも斜め半分に切る。
❸鍋に①②と水を加えて一煮立ちしたら中弱火で5分煮る。
❹トマトピューレと味噌を入れて塩で味を整え、パセリを散らす。

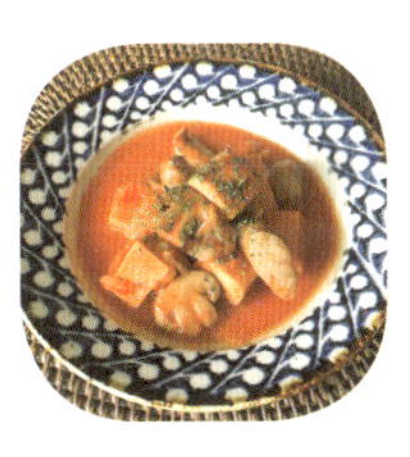

● おすすめ代用食と対応食

・オレンジやグレープフルーツなどの酸味を含んだ果汁100%のストレートジュースを選ぶ。
・おやつは駄菓子からお煎餅やポン菓子に替える。
・レモン汁やリンゴ酢でドレッシングを作り（P35参照）サラダにかける。

B 目

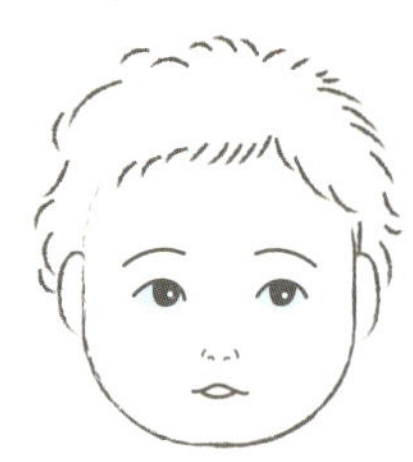

顔診断

目にあらわれている症状
↓白目が黄色っぽい
トラブルの可能性がある内臓
↓肝臓と消化器系

今、こんな症状が見られませんか？

- **鼻筋にホクロやシミや吹き出物**
- **白ニキビ**
- **胃もたれ**

● **原因と思われること**

本来なら白く透明感があるのが子どもの白目の特徴ですが、黄色っぽい色の場合は、肉や魚などの動物性食品の脂肪が蓄積しており、肝臓に負担がかかって脂肪分解に欠かせない胆汁の分泌が十分にできなくなっている状態です。また、脂っこい食事は消化器系にも負担をかけるので、原因となる食材を減らしつつ、肝臓と消化器系のどちらも一緒にケアすることが大切です。

放っておくとこんなことになるかも!?
- **口臭や体臭がきつくなる**
- **手足の裏も黄色っぽくなる**
- **太りやすくなる**

ここに気をつけて

- **揚げ物は極力控えて、外食の際の楽しみにする**
- **肉や魚は油を使うフライパンでの調理ではなくグリルやオーブン料理にする**
- **油っぽいものにはレモンや酢をかける**

肝臓と消化器系をケアするレシピ

あさり入りオニオンスープ
（大人2人＋子ども1人分）

●材料
殻付きのあさり…10個　酒…大さじ1　玉ねぎ…½個　マッシュルーム…1個　水…2.5カップ　野菜ブイヨン…小さじ½　ハーブ塩、パセリ…各少々

●作り方
❶玉ねぎとマッシュルームはスライスする。
❷鍋に①と大さじ1の水と塩を入れてさっと炒める。
❸鍋にあさりと酒を入れてフタをして酒蒸しにして、あさりの殻が開いたら水を入れて一煮立ちさせる。
❹野菜ブイヨンとハーブ塩で味を整え、パセリを散らす。

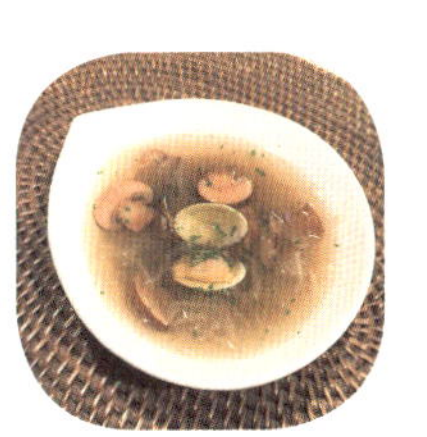

キャベツと切り干し大根の味噌汁
（大人2人＋子ども1人分）

●材料
キャベツ…120g　切り干し大根…10g　玉ねぎ…¼個　味噌…大さじ1　ふのり…ひとつまみ　だし汁…2カップ

●作り方
❶キャベツは太めの千切りに、玉ねぎは細いクシ切りにする。
❷鍋に①と切り干し大根と水を入れて火にかけ、沸騰したら弱火で5分煮る。
❸火を止めて味噌を溶き入れ、ふのりを添える。

●おすすめ代用食と対応食

- 油の毒消しになる大根、カブ、トマト、レモン、切り干し大根を取り入れる。
- 乳製品の毒消しになる人参、じゃがいも、キャベツ、玉ねぎ、トマト、ピーマン、マッシュルーム、あさり、しじみ、切り干し大根を取り入れる。

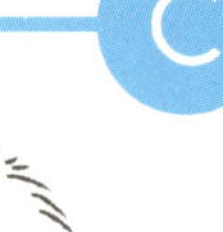

目

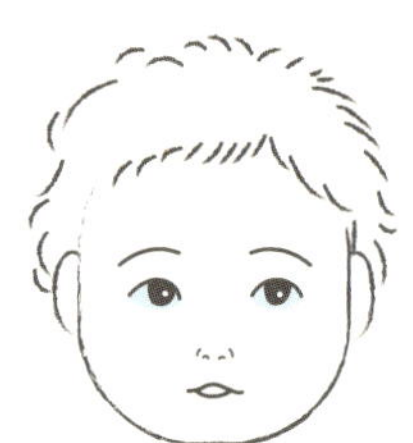

顔診断

目にあらわれている症状

↓白目が青白い

トラブルの可能性がある内臓

↓呼吸器系と生殖器系

今、こんな症状が見られませんか？

- □鼻づまり
- □痰がからみやすい
- □白ニキビ

●原因と思われること

白目の青白さは、本来は母乳やミルクを主食としている乳幼児に見られる色です。そのため、離乳した後の子どもにこの色が見られる時には、乳製品の摂取が多くなっているサインです。東洋医学では乳製品は体を潤す反面、多すぎると「水毒」という余分な水分を溜めてしまい、それが粘り気のある水分としての痰を作り出すと考えます。朝食にヨーグルトを食べて、給食で牛乳を1本、おやつにプリンやアイスクリーム。夜ご飯はシチューやグラタンという生活が思い浮かぶ場合はとりすぎです。

**放っておくと
こんなことになるかも!?**

- ・お尻にブツブツができる
- ・手足がむくむ
- ・鼻炎や副鼻腔炎

ここに気をつけて

- 乳製品は様々な食品に使われているので一度確認してみる
- パン食から米食にすると乳製品は自然と減らすことができる
- 豆乳も牛乳同様に潤す作用があるので痰や鼻づまりの時には適さない

水毒を出すレシピ

キャベツとセロリのサンラータンスープ

（大人2人＋子ども1人分）

●材料

セロリ…30g　キャベツ…60g　えのき…30g　春雨…15g　生姜…1片　水…2カップ　野菜ブイヨン…小さじ½　塩…ひとつまみ　醤油、酢…各小さじ1　ごま油…少々

●作り方

❶セロリはピーラーで薄くスライスし、キャベツは粗い千切り、生姜は千切りにし、えのきは3等分に切ってほぐす。

❷鍋に①とだし汁、春雨を加えて一煮立ちさせる。

❸醤油、酢、塩で調味する。

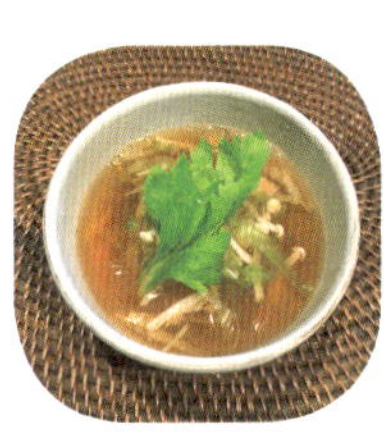

ごぼうとニンニクの芽の味噌炒め

（大人2人＋子ども1人分）

●材料

ごぼう、ニンニクの芽…各60g　豚肉の薄切り…8枚　生姜…少々　★（酒、みりん…各大さじ1　味噌…小さじ2　米油…小さじ1）

●作り方

❶ごぼうはささがきにして水にさらしアク抜きする。

❷ニンニクの芽と豚肉を食べやすく切り、生姜は千切りにする。

❸油を引いた鍋でごぼうと生姜とニンニクの芽を炒め、豚肉も加えて8割程度火を通す。

❹★を混ぜ合わせて全体を炒め合わせる。

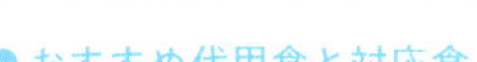

●おすすめ代用食と対応食

- 水毒を出す枝豆、セロリ、そら豆、豆もやし、レタス、カニ、しじみ、キャベツ、空芯菜、ニンニクの芽を取り入れる。
- 生殖器を養う黒米、栗、黒ごま、枝豆、カリフラワー、キャベツ、ごぼう、ブロッコリー、マッシュルーム、プルーン、ぶどう、ブルーベリー、うなぎ、えび、貝柱、ししゃも、真鯛、鶏レバー、豚肉を取り入れる。
- 呼吸器系をケアする黒米やもちきびを白米に混ぜて炊く。

D 目

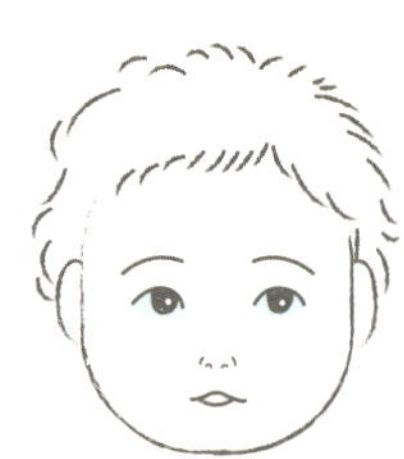

顔診断

目にあらわれている症状

↓白目に赤い線

トラブルの可能性がある内臓

↓循環器系や呼吸器系

今、こんな症状が見られませんか？

- □ **息切れしやすい**
- □ **顔がのぼせる**
- □ **口が渇きやすい**

●原因と思われること

白目には毛細血管が張り巡らされていて、全身を巡ってきた血液の状態が見えやすい他、全身が反射投影されているパーツでもあるので、白目に太めの血管が「赤い線」として目立つようになってきたら要注意です。肺をはじめとした呼吸器系は適度に潤っている必要があるので、乾燥してくると熱を持ち、炎症を起こしやすくなり、それが「赤い線」として出てきます。ちなみに白目の上部に出る場合は自律神経のバランスが崩れているサイン、下部の場合は生殖器や足腰に負担がかかっているので、体を冷やすものが多い傾向があります。

放っておくと こんなことになるかも!?

- **・肌の乾燥**
- **・熱中症**
- **・風邪をひきやすくなる**

ここに気をつけて

- 食感として「カリッ」「サクッ」としたものは水分を奪うので避ける
- 香辛料の辛さではなく薬味の辛味を取り入れる
- 薄味を心がけて喉が乾くほどしょっぱいものは避ける

余分な熱を冷ますための潤いをチャージするレシピ

ひじきときゅうりの梅サラダ

（大人2人＋子ども1人分）

●材料

ひじき…5g　きゅうり…2本　★（醤油、梅酢…各小さじ1、ごま油…少々）クルミ…5個

●作り方

❶きゅうりは薄い輪切りにして塩でもんでおく。
❷ひじきはさっと洗ってひたひたの量の水で戻す→酒、醤油で味付けしながら汁気がなくなるまで煮る。
❸ひじきときゅうりを合わせて★で和える。
❹器に盛り、1食につきクルミ1個を刻んでかける。

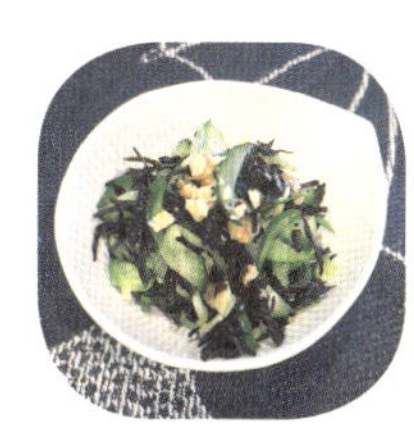

豚肉とかんぴょうの生姜煮

（大人2人＋子ども1人分）

●材料

豚肉の薄切り…8枚　かんぴょう…10g　オクラ…6本　生姜…1片　玉ねぎ…½個　★（醤油…小さじ1.5　みりん…大さじ1）塩…少々　水…1カップ

●作り方

❶かんぴょうはさっと洗ってキッチンバサミで食べやすく切り、水を加えて中弱火で10分煮る（水分はひたひた程度に減ります）。
❷生姜と玉ねぎも加えて一煮立ちしたら豚肉と★の調味料を加えて煮切る。
❸塩ゆでして斜めに切ったオクラを和える。

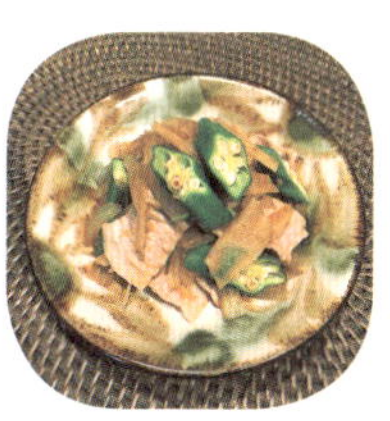

●おすすめ代用食と対応食

- 循環器系を養うカカオ、ココア、ひじきを取り入れる。
- 呼吸器系をケアする黒米やもちきびを白米に混ぜて炊く。
- 必要な体液を補う豆乳、豆腐、アスパラガス、オクラ、きゅうり、白瓜、白キクラゲ、ズッキーニ、冬瓜、トマト、かんぴょう、レンコン、あんず、イチジク、かりん、すもも、梨、びわ、桃、りんご、レモン、甘酒を取り入れる。

E 目

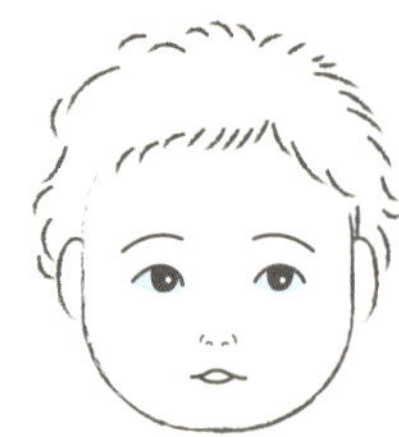

顔診断

目にあらわれている症状

↓赤い点／暗い色の点

トラブルの可能性がある内臓

↓循環器系

今、こんな症状が見られませんか？

- 冷えやほてりなど寒熱に偏りがある
- 口が渇きやすい
- 尿の色が濃い

● **原因と思われること**

白目に赤い点が見られる場合は、出る場所によって特定の臓器での出血や血栓、または血液循環がうまくいっていない可能性があり、とくに心臓をはじめとした循環器の弱りと捉えます。対してホクロのような黒い点の場合は、体内に嚢腫や腫瘍の原因となる老廃物が溜まっている、または溜まり始めているサインです。卵やチーズは多すぎると体内に塊やしこりを作りやすい性質があり、乳製品と糖分の組み合わせになると生殖器に負担をかける傾向があります。

放っておくとこんなことになるかも!?

- 動悸、息切れ
- 空咳
- 腫瘍や嚢腫

ここに気をつけて

- 老廃物の元となる未消化物を作らないためにも、よく噛むようにする
- 便秘は体内に老廃物を作る大きな要因になるので、気をつける
- 香辛料の辛さや極端に塩っ辛いものは体内に余分な熱を作るので避ける

血流促進＆解毒レシピ

ゆかりと海苔のお吸い物
（１人分）

＊お椀にだし汁を注ぐだけ

●材料

ゆかり…小さじ¼　塩…小さじ⅛　だし汁…１５０㎖
あおさのり…ひとつまみ
三つ葉…適量

●作り方

❶お椀にだし汁以外の材料を入れて温め、だし汁を注ぐ。

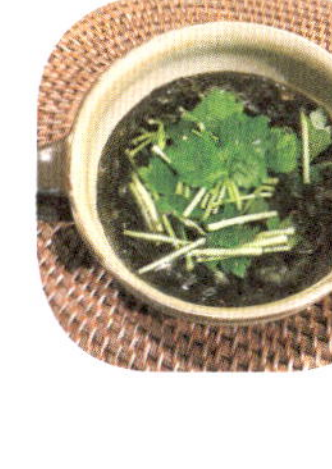

オクラとナスの白和え
（大人２人＋子ども１人分）

●材料

オクラ…３本　ナス…１本
豆腐…１５０g　つきこんにゃく…30g　米油…小さじ１　水…大さじ２　味噌…大さじ１　白ごま…小さじ２

●作り方

❶ナスは縦に半分に切って５㎜幅で斜めにスライスし、塩でもむ→流水で洗って水気をしぼる。
❷こんにゃくはアク抜きして、豆腐は水切り、オクラは小口切りにする。
❸鍋に油を引いてナスとオクラとこんにゃくを炒める。
❹すり鉢に豆腐と味噌を入れてよくすり混ぜ、②をよく和える→半ずりにした白ごまをかける。

●おすすめ代用食と対応食

・血流を促す＆体内の老廃物を解毒するニラや菜の花はお浸しにして海苔をちぎって和えたり、同じ作用のある葉ネギは刻んで納豆や湯豆腐に添えるチョイ足しがオススメ。
・卵には毒消しになるニラや玉ねぎ、大根、生姜を合わせる。
・プリンの代わりにリンゴの葛練りを作ってみる。
〈レシピ〉りんごジュース（ストレート）200㎖　本葛粉大さじ３　塩少々
鍋にすべての材料を入れよく溶いてから、木べらで混ぜながら中火にかけてフツフツと煮たって透明になったらできあがり。

F 目

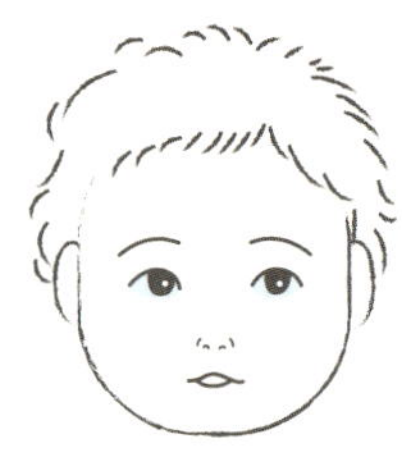

顔診断

目にあらわれている症状

↓透明っぽい粘液のかたまり

トラブルの可能性がある内臓

↓呼吸器系

今、こんな症状が見られませんか？

- □ **鼻づまり**
- □ **痰がからみやすい**
- □ **白ニキビ**

●原因と思われること

白目をよく見ると透明、もしくは少し濁った粘液が一箇所にかたまって見えることがあります。これは動物性脂肪の蓄積がある時のサインで黒目の近くや白目の下の方にできる傾向があります。原因としてはチーズやバターなどを多くとっているとできやすく、それらを消化するための野菜が不足している時に出てきます。とくにパンやパスタを主食にしている人に多く見られます。

放っておくとこんなことになるかも!?

- **生殖器系にも負担が及ぶ**
- **腫瘍や嚢腫**
- **鼻炎や副鼻腔炎**

ここに気をつけて

- **パンやパスタが主食の場合は乳製品が多くなるので和食中心にする**
- **バターやチーズには下記の毒消しメニューをつけて相殺する**
- **肉の脂身をカットする**

老廃物＆乳製品の毒消しレシピ

切り干し大根とドライトマトのマリネ

（大人2人＋子ども1人分）

●材料

切り干し大根…20g　キャベツ…50g　玉ねぎ…1/4個　ドライトマト…8g　★（水…50㎖　レモン汁…小さじ1　ハチミツ…小さじ1/2）　塩…少々（ドライトマトの塩分による）

●作り方

❶切り干し大根はさっと洗って水気を絞り、食べやすく切る。キャベツはざく切りに、玉ねぎはスライスし、ドライトマトも食べやすく刻む。

❷ジッパー付き保存袋にすべての材料を入れてよくもみ、30分置いて味をなじませる。

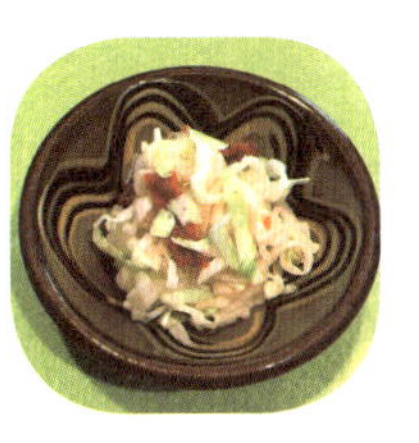

あさりとキャベツのきのこ蒸し煮

（大人2人＋子ども1人分）

＊お鍋一つでできる

●材料

殻付きあさり…15個　キャベツ…120g　しめじ、えのき…各30g　マッシュルーム…2個　酒…大さじ1　水…50㎖　ハーブ塩…適量

●作り方

❶キャベツはざく切りにしてきのこ類は食べやすく切ったりほぐしたりする。

❷鍋にすべての材料を入れて中火にかけ、一煮立ちしたら弱火で2〜3分煮てハーブ塩で味を整える。

●おすすめ代用食と対応食

- チーズやバターの毒消しになるきのこ類や玉ねぎを取り入れる。
- 乳製品全般の毒消しになる人参、じゃがいも、キャベツ、玉ねぎ、トマト、ピーマン、マッシュルーム、あさり、しじみ、切り干し大根を取り入れる。
- 老廃物が集結したものを解きほぐすように散らしてくれるキャベツ、ネギ、らっきょう、ウニ、こんにゃく、昆布、海苔、ひじき、ワカメ、酢を取り入れる。

G 目

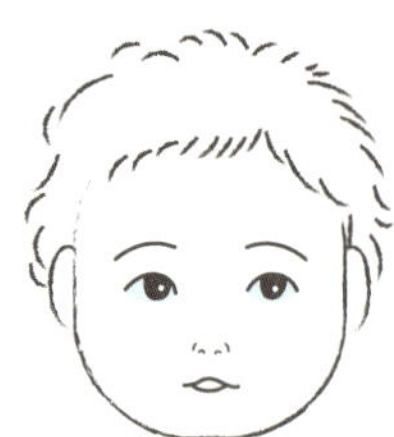

顔診断

目にあらわれている症状

↓よく涙が出る／まぶしがる

トラブルの可能性がある内臓

↓肝臓

今、こんな症状が見られませんか？

- 眉間に縦じわができる
- まぶたがピクピクと痙攣する
- 春先に体調を崩しやすい

● 原因と思われること

東洋医学では肝臓の健康度は目や筋肉の状態にあらわれるとされています。他の人よりまぶしく感じたり、ちょっと風が吹いただけでも涙が出る時は肝臓に負担がかかっているサインです。肝臓が担っている脂肪代謝や糖代謝が追いつかないほど、甘いものや油ものをとっているとたちまち弱ってしまいます。また、肝臓は全身を巡っている気の運行をコントロールしているので、不調になると気が上半身で渋滞を起こしてしまい、顔をはじめとした頭部で症状を起こしやすくなります。

放っておくとこんなことになるかも!?

- 頭痛や肩こり
- 花粉症などのアレルギー症状が出る
- 目の充血

ここに気をつけて

- 甘いものは食べる日と食べない日のメリハリをつける
- 揚げ物には酸化しにくい米油やオリーブオイルを使う
- ストレスで甘いものを欲する場合はスポーツなど食べ物以外での発散方法を見つけておく

肝臓ケア＆気を下げるレシピ

トマトのおろしそば
（大人2人＋子ども1人分）

●材料
ミニトマト（大人…5個　子ども…3個）　そば（大人…80g　子ども…50g）　大根…300g　青じそ…3枚　しらす、めんつゆ…適量

●作り方
❶ミニトマトは半分に切り、青じそも千切りにする。
❷大根をすりおろして水気を切る。
❸そばを茹でて器に盛り、①②をのせてしらすを添え、めんつゆをかける。

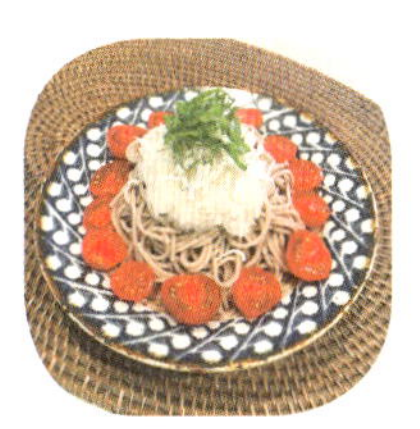

カブともずくの酢のもの
（大人2人＋子ども1人分）

●材料
カブ…2個　カブの葉…少々　もずく…60g　塩…少々　醤油、柑橘酢…各小さじ½

●作り方
❶カブは半分に切ってから厚めにスライス、葉は刻んで塩でもんでおく。
❷水気を切り、ボウルに入れたらもずくと調味料を入れてよく和える。

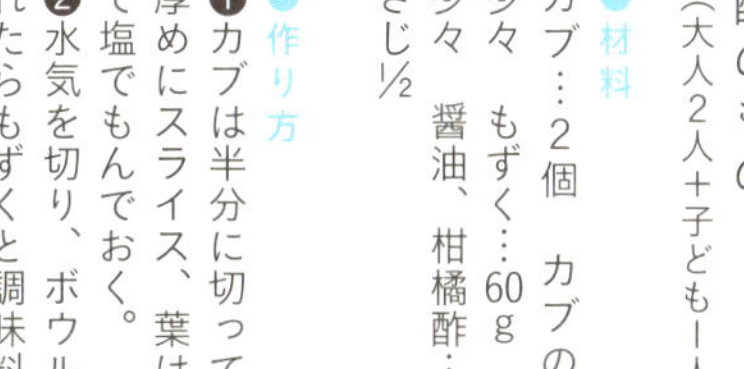

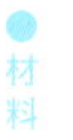

●おすすめ代用食と対応食

・脂っこいものにはレモンや酢をかけ、大根やカブのすりおろしを添える。
・いちごやブドウ、ブルーベリーは肝臓を養う果物なのでおやつに取り入れてみる。
・肝臓を養う黒ごまを使ったおやつを手作りしてみる。

甘いものがやめられないのは料理の味付けが原因かも!?

お子さんの食事の悩みとして、甘いお菓子ばかり食べてご飯を食べないというのがよくあるケースだと思います。実はそれ、食事の味付けが原因かもしれません。食卓を家族みんなで囲む際、味付けの主導権を握っているのはお父さん、ということはよくあることだと思います。その場合、どうしても味付けが塩辛くなりがちで、それとバランスを取るために人の体は塩分を中和する水を欲したり、塩分とは真逆の性質を持つ甘いものを欲します。要は、塩辛いポテトチップスを食べた後に甘いチョコレートが食べたくなる現象と同じです。

これを「陰陽」の視点でひもといてみます。東洋医学では、この世に存在するものすべてを「陰性と陽性」という2つの要素に分けて捉える見方をします。陰性に属する甘いものを食べると、ホッとして気持ちが軽くなるような感覚からもわかるように、陰性には「拡散して上昇する」働きがあります。反対に、陽性に属する塩辛いものを食べると気持ちが引き締まって落ち着く感覚があるように「収縮して下降する」という働きがあります。

つまり、自分が必要としているより多くの塩分が入ってくれば、人の体は自分が一番心地よくいられる「中庸（ちゅうよう）」の状態を保とうとして真逆の性質の甘いものを欲するようになるのです。

これは味に限ったことではありません。体を冷ます夏野菜のきゅうりには陽性で体を温める味噌を付けてもろきゅうにしたり、甘くて冷たいスイカに塩をふるのも、ただ美味しい組み合わせというだけではなく陰陽が整う調和した組み合わせになっているのです。

食事は基本的に薄味で作り、卓上の塩や醤油で必要な人が調整する、というスタイルにすると甘いお菓子も自然と減らせて、お子さんにもお父さんにも優しい食卓になると思います。

鼻

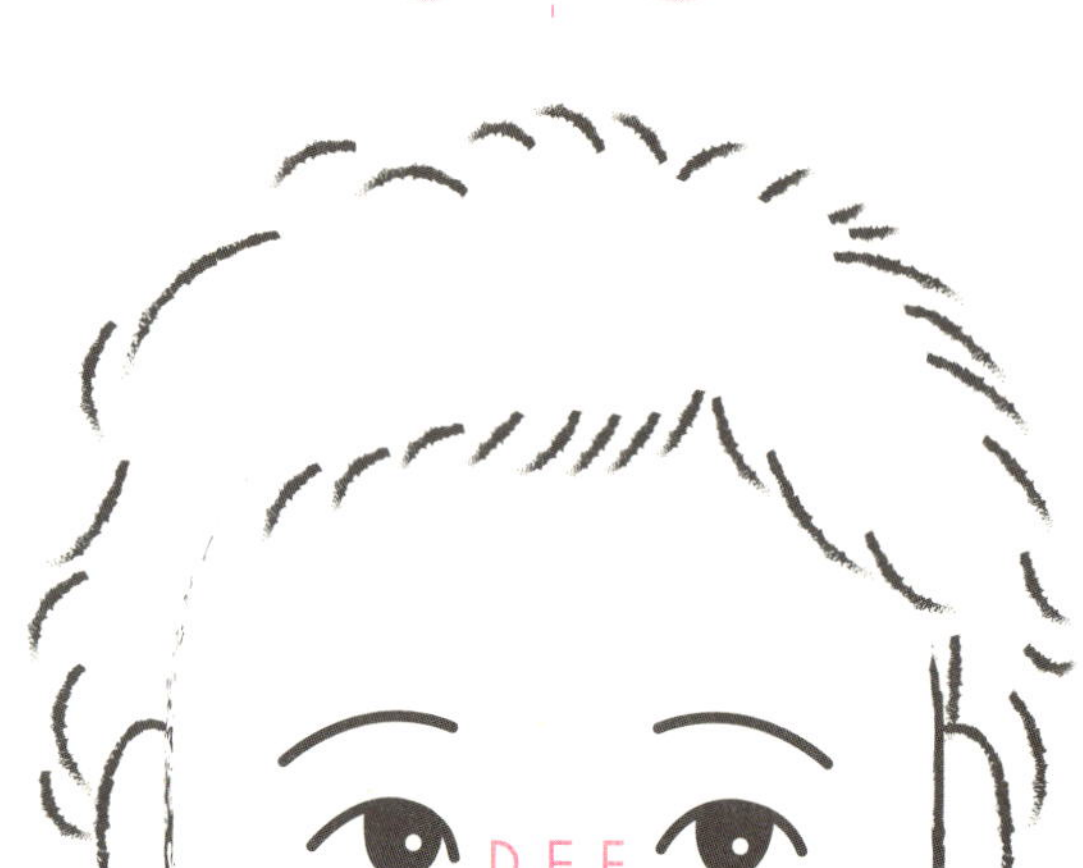

症状チェック

お子さんの鼻に次のような症状が出ていませんか？

- □ 小鼻に赤みがある → A へ
- □ 小鼻にホクロやシミや吹き出物がある → B へ
- □ 鼻の下にホクロやシミや吹き出物がある → C へ
- □ 鼻筋にホクロやシミや吹き出物がある → D へ
- □ 鼻血が出やすい → E へ
- □ 嗅覚異常がある → F へ

食習慣チェック

普段のお子さんの食生活で思い当たることはありませんか？

A

- □ クッキーやパンなどの小麦粉が多い。
- □ 濃い味付けを好む。
- □ 揚げたり炒めたりする調理が多い。

→「呼吸器系」に負担がかかっているかもしれません。(P74へ)

B

- □ ご飯よりパンやパスタ、シリアル、コーンフレークが好き。
- □ 冷たくて甘いものが好き。

→「大腸」に負担がかかっているかもしれません。(P76へ)

C

- □ 乳製品が多い。
- □ 甘いものが好き。

→「生殖器系」に負担がかかっているかもしれません。(P78へ)

D

- □ 食べすぎる傾向がある。
- □ あまり噛まないで食べる。

→「消化器系」に負担がかかっているかもしれません。(P80へ)

E

- □ 甘いものが止められない。
- □ お米を食べない。

→「消化器系」に負担がかかっていたり、免疫力が低下している傾向があるかもしれません。(P82へ)

F

- □ 乳製品が多い。
- □ 甘いお菓子や果物、飲み物が多い。

→「呼吸器系」に炎症や詰まりがあるかもしれません。(P84へ)

A 鼻

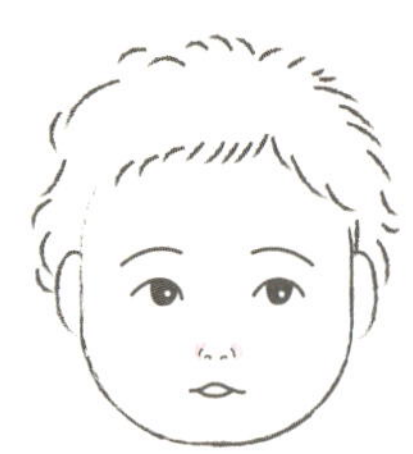

顔診断

鼻にあらわれている症状

↓小鼻に赤みがある

トラブルの可能性がある内臓

↓呼吸器系

今、こんな症状が見られませんか?

- □眉頭のまゆが薄い
- □ほおにカサカサや吹き出物ができやすい
- □乾いた咳が出る

●原因と思われること

小鼻は呼吸器系の中でも気管支からのサインが出やすい場所です。小鼻にうっすらと赤みが差している場合は何らかの原因で気管支が炎症を起こしているか、肺に慢性的な炎症を抱えていると考えます。とくに冷たく乾燥した北風が吹き始める秋口あたりから増えてきますが、これは気管支をはじめとした呼吸器系が乾燥に弱い性質があるからです。

放っておくとこんなことになるかも!?

- ・風邪やインフルエンザにかかりやすくなる
- ・乾燥肌、もしくは脂性肌
- ・便秘

ここに気をつけて

- **秋冬の乾燥した時期は米を中心にした和食を心がける**
  ＊パンやパスタに合う乳製品もとりすぎると呼吸器系に負担になる。
- **蒸し料理や煮物は水分が食材に入るので効果的に体を潤すことができる**

呼吸器系を潤すレシピ

オクラとアスパラのごま味噌和え

（大人2人＋子ども1人分）

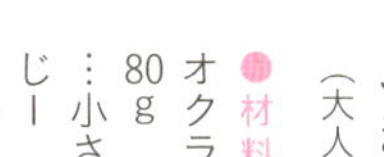

●材料
オクラ…8本　アスパラ…80g　水…大さじ2　味噌…小さじ2　白ごま…大さじ1　塩…適量　ハチミツ…少々

●作り方
❶オクラとアスパラは斜め切りにし、塩と水を加えてさっと火を通す。
❷すり鉢でごまをすり、味噌とハチミツも加えてすり混ぜて①をよく和える。

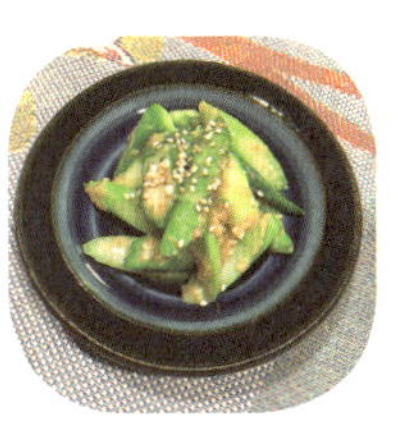

かぼちゃのクルミ味噌和え

（大人2人＋子ども1人分）

●材料
かぼちゃ…200g　クルミ…6個　味噌…大さじ1弱　ハチミツ…小さじ1

●作り方
❶かぼちゃは食べやすく切り、鍋に敷き詰めてひたひた程度の水を加えて柔らかく煮る。
❷クルミを粗く刻み、味噌とハチミツと一緒に混ぜてかぼちゃも和える。

●おすすめ代用食と対応食

- クッキーやパンの代わりにお煎餅やお米のポン菓子にしてみる。
- おやつを海苔巻きや小さなおにぎりにしてお米に親しめるようにする。
- ハチミツは腸を潤し、皮膚を潤す作用があるので料理の甘みとして活用してみる（ハチミツは加熱に向かないので上記のレシピのような和え物が最適です）。

B 鼻

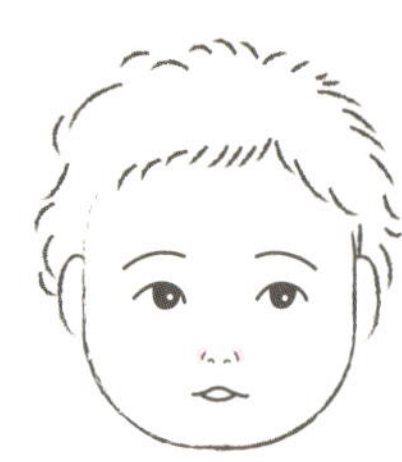

顔診断

鼻にあらわれている症状

↓小鼻にホクロや
シミや吹き出物がある

トラブルの可能性がある内臓

↓大腸

今、こんな症状が見られませんか？

- 下くちびるにもホクロやシミ、イボがある
- ほおがカサカサする
- 便秘や下痢をしやすい

●原因と思われること

小鼻には大腸へとつながる経絡の終着点となるツボ「迎香（げいこう）」があります。便秘がちだったり、冷たく甘いものの過食などで大腸が働けないほど弱ってしまうと、体はそれ以上大腸が傷まないようにと、小鼻を目がけてホクロやシミや吹き出物という形で体の表面でデトックスしようとします。

ちなみに悪玉菌は冷たい環境を好むので、腸が冷えると悪玉菌が優性になってしまいます。

放っておくとこんなことになるかも!?

- 慢性的な便秘
- 風邪をひきやすくなる
- 皮膚トラブル

ここに気をつけて

- 体温よりも冷たいものは避ける
- 野菜を使った煮物や温かいスープにする
- 和食をベースにしてお味噌汁を飲むようにする

お腹を温めて便通を促す大腸ケアのレシピ

りんごの葛湯
（1人分）

材料

りんごジュース（ストレート）、水…各100mℓ　葛粉…大さじ1

作り方

❶鍋に水とりんごジュースと葛粉を入れてよく溶き混ぜ、木べらで混ぜながら中火にかける。

❷とろみがついて透明になってきたら出来上がり。

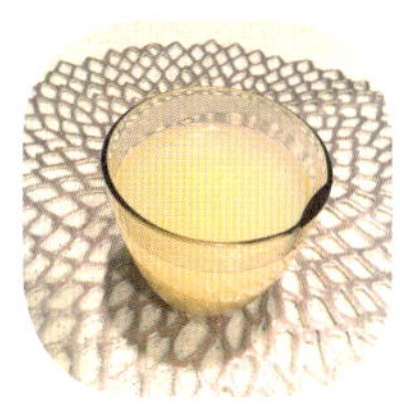

パセリとしらすのふりかけ
（大人2人＋子ども1人分）

材料

パセリ…30g　ニンニク…1片　しらす…20g　オリーブオイル…小さじ1　クルミ…3個　ハーブ塩…少々

作り方

❶パセリとニンニクはみじん切りにして、油をひいた鍋で炒める。

❷クルミは粗く刻んで①に加え、しらすも加えて炒め合わせ、ハーブ塩で味を整える。

❸炊いたご飯にかけたり、マッシュポテトに和える。

おすすめ代用食と対応食

- クッキーの代わりにお米のポン菓子にする。
- 冷たいものをとったら温かいお茶や白湯、葛湯（P11参照）でお腹を温める。
- 昔から「イボ取り／美肌」の作用のあるハトムギを取り入れる。
  ＊焙じハトムギをクルトン代わりに使ったり、そのまま食べて素朴なおやつに。

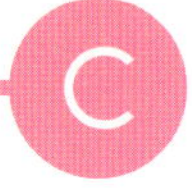

鼻

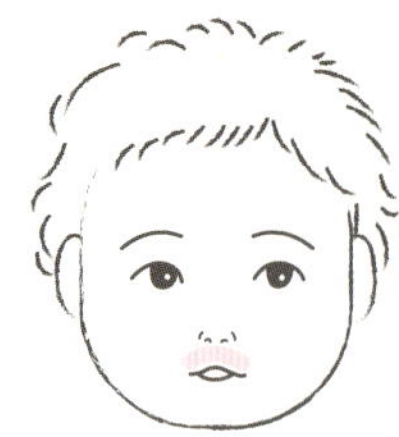

顔診断

鼻にあらわれている症状

↓鼻の下にホクロやシミや吹き出物がある

トラブルの可能性がある内臓

↓生殖器系

今、こんな症状が見られませんか？

- 目の下にクマがある
- 寒がりで体が冷えやすい
- 乗り物酔いしやすい

●原因と思われること

鼻の下は男の子なら前立腺、女の子なら子宮からのサインが出る場所です。この小さなスペースを狙ってホクロやシミ、吹き出物が出る時には生殖器系に負担がかかり始めているサインです。将来的に次世代を産み育てるための大事な場所です。とくに甘いものと乳製品の組み合わせは子宮や卵巣に影響が出やすいので、原因となる食を見直しましょう。ちなみに、小さなお子さんによく見られる鼻の下の濃いめの産毛は、女の子の場合は月経が始まると自然と薄くなるので心配はありません。

放っておくとこんなことになるかも!?

- 女の子は月経が早まる傾向がある
- 耳鳴りやめまい
- 中耳炎

ここに気をつけて

- 給食で乳製品が出た日は、献立が重ならないようにする
- 乳製品も甘いものも体に余分な水分をためやすいので梅雨時期はとくに気をつける
- 米飯が少ないと糖分を欲してしまうので、まずはお米を食べる量を増やしてみる

生殖器系をケアするレシピ

あさりとモロヘイヤのスープ

（大人2人＋子ども1人分）

●材料

あさり…15個　モロヘイヤ…3本　マッシュルーム…1個　酒…大さじ1　水…2カップ　醤油…小さじ1　塩…適量

●作り方

❶鍋にあさりと酒、水を入れて火にかけ、酒蒸しにする。

❷スライスしたマッシュルーム、刻んだモロヘイヤを加えて一煮立ちさせ、醤油と塩で調味する。

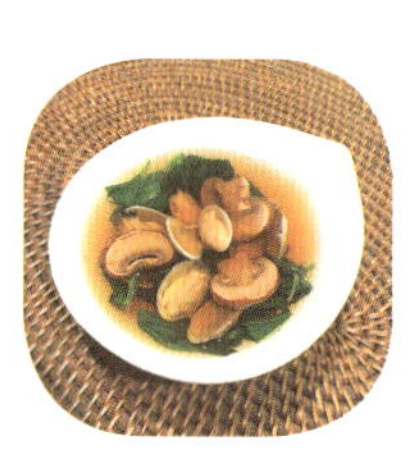

こんにゃくのうま煮

（大人2人＋子ども1人分）

●材料

つきこんにゃく…180g　生姜…1片　貝柱（乾燥）6g　水…50mℓ　舞茸…40g　醤油…小さじ2　ごま油…小さじ1　塩、みりん…少々

●作り方

❶こんにゃくは塩でもんで熱湯で茹でてアク抜きする。

❷生姜は千切りに、貝柱は水で戻し、舞茸は食べやすく手でさく。

❸鍋に①②とごま油以外の調味料を入れて煮切ってから、火を止めてごま油をまわしかける。

●おすすめ代用食と対応食

- 乳製品の毒消しになる玉ねぎやきのこ類、あさりを使った料理を増やす。
- 海苔やひじき、こんにゃく、キャベツは老廃物を解消する作用があるので取り入れてみる。
- 生殖器系を養う黒米、黒ごま、キャベツ、ごぼう、ブロッコリー、マッシュルーム、えび、貝柱、ししゃも、鶏レバー、豚肉を取り入れる。

D 鼻

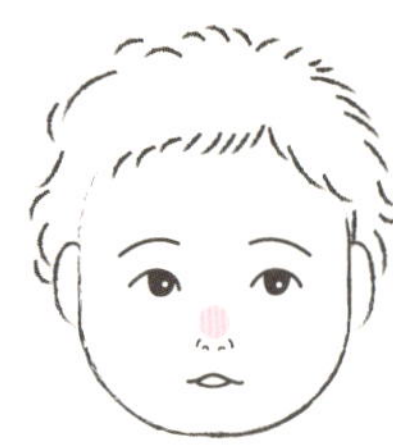

顔診断

鼻にあらわれている症状

↓鼻筋にホクロやシミや吹き出物がある

トラブルの可能性がある内臓

↓消化器系

今、こんな症状が見られませんか？

- **手足の裏が黄色い**
- **口角が切れやすい**
- **白目が黄色っぽい**

●原因と思われること

鼻筋は顔の中央になるので、シミやホクロや吹き出物があると気になるところだと思いますが、これも体が気まぐれで出しているのではなく、消化器系に負担がかかっていることを知らせてくれているサインです。飲食物の内容や質ももちろんですが、それにも増して気をつけたいのが「どのように食べているのか」です。どんなに質の良いものを食卓に並べても、それを噛まずに飲み込んでいたら消化器系への負担はかなりのものです。体が鼻筋を選んでサインを出す時には「食べ方」にも気をつけてみましょう。

放っておくとこんなことになるかも!?

- **胃下垂や便秘**
- **傷の治りが遅くなる**
- **むくみやたるみ**

ここに気をつけて

- 食べ始めの一口目だけでも100回噛む
- 食事中はテレビを消して食事に集中させる
- お茶漬けやとろろご飯など噛まずに飲み込めるメニューを避ける

消化器系をケアして消化を促すレシピ

カブと山芋のさっぱりレモン和え
（大人2人＋子ども1人分）

●材料
カブ…2個　塩…少々　山芋…80g　カブの葉（刻んで塩もみ）…適量　レモン汁…少々　醤油、かつお節…適量

●作り方
❶カブは太めの千切り、カブの葉は小口切りにして塩もみする。
❷山芋をすりおろし、①とレモン汁・醤油を加えてざっくり和える。
❸かつお節をかける。

そばの実みぞれ粥
（大人2人＋子ども1人分）

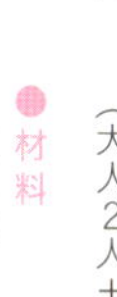

●材料
そばの実…大さじ1　米…½カップ　水…3.5カップ　大根…100g　醤油…小さじ2　海苔、梅干し…少々

●作り方
❶米をとぎ、そばの実を洗い、30分浸水させる。
❷鍋に①と水を入れて火にかけ、煮立ったら弱火で20分炊く。
❸大根おろしを加えてさらに弱火で5分炊く→醤油で調味して10分蒸らす。
❹海苔と梅干しを添える。

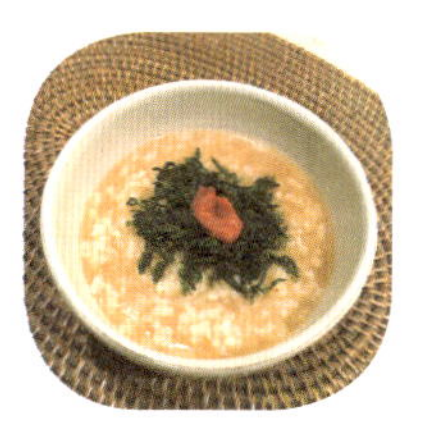

●おすすめ代用食と対応食

・お菓子の代わりにスルメや小魚など歯ごたえのあるものを選ぶ。
・急いで食べがちな朝食は消化の良いお粥などにしてみる。
・梅風味や柑橘類など酸味のある味付けにして唾液の分泌を増やす。

E 鼻

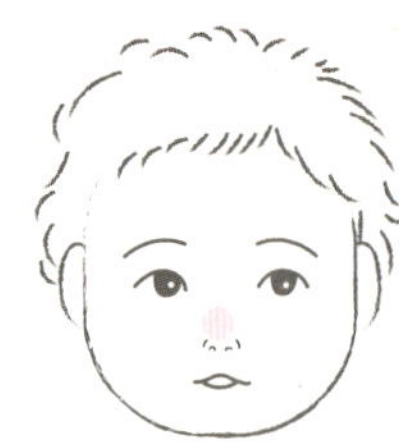

顔診断

鼻にあらわれている症状
↓ 鼻血が出やすい
トラブルの可能性がある内臓
↓ 消化器系

今、こんな症状が見られませんか？

- **口内炎ができやすい**
- **すぐにアザになる**
- **手足が重だるい**

● **原因と思われること**

鼻の中や口の中の粘膜が弱ってくるとちょっとしたことで鼻血が出るなど「血が漏れ出る」ことが起こります。これは消化器系が弱っているサインで、粘膜を弱らせる性質のある甘いものを多く食べている人に見られます。消化器系には脈管内から血が漏れ出ないように見張る役割があるので、消化器系が弱るほど甘いものをとっている人の場合はその働きが低下して、鼻血やアザといった出血の症状が出てきます。

放っておくとこんなことになるかも!?

- **むくみやたるみ**
- **胃下垂や便秘**
- **味覚が鈍くなる**

ここに気をつけて

●エネルギー源となる糖分がお米から補えていると、甘いお菓子類は自然と欲しなくなる

●お米の甘味を感じるまでよく噛むようにすると、甘いお菓子類は自然と欲しなくなる

●噛まなくても口に入れてすぐに甘味を感じるものは、消化器系を弱めるので控えめに

消化器系ケア&気を補うレシピ

さつまいもと干し柿のおやき
（大人2人＋子ども1人分）

●材料

さつまいも…150g　干し柿…2個　有塩バター…10g

●作り方

❶さつまいもは蒸して皮をむき、ボウルに入れてフォークでつぶす。

❷バターを加えてよく混ぜ、粗く刻んだ干し柿も加えて全体をよく混ぜる。

❸丸くお団子にしてクッキングペーパーに並べ、7～8分オーブンで焼く。

もちきびかぼちゃスープ
（大人2人＋子ども1人分）

＊鍋一つでできる

●材料

もちきび…大さじ2　かぼちゃ…100g　水…150㎖　だし汁…300㎖　野菜ブイヨン、塩…各小さじ¼

●作り方

❶もちきびはよく洗い（茶こしを使うと便利）、かぼちゃは食べやすく切る。

❷鍋にきびと水150㎖を入れて火にかけ、沸騰したら弱火で10分炊く。

❸炊きあがったらかぼちゃとだし汁を加えて更に5～7分煮てかぼちゃがやわらかくなったら塩とブイヨンで味を整える。

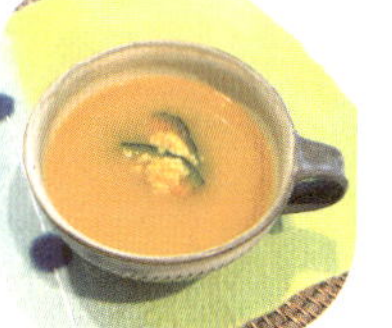

●おすすめ代用食と対応食

・純ココア大さじ５＋ハチミツ大さじ１＋水大さじ1.5を混ぜてボール状にまとめてココアをまぶすと生チョコのような仕上がりに（写真右）。
・おやつは干し芋や干し柿などのドライフルーツに替えてみる。
・かぼちゃは粘膜保護の働きがあるので味噌汁やスープでとってみる。

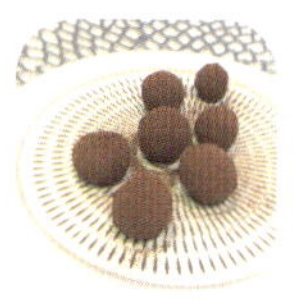

F 鼻

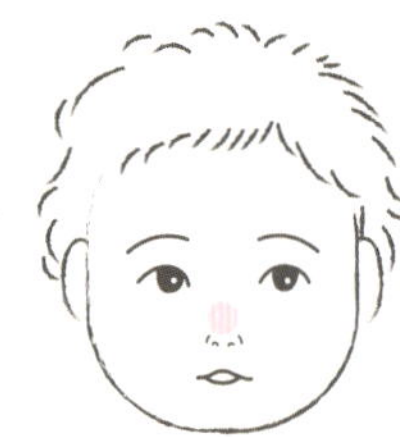

顔診断

鼻にあらわれている症状
↓嗅覚異常
トラブルの可能性がある内臓
↓呼吸器系

風邪やインフルエンザなどの呼吸器での感染症や花粉症、副鼻腔炎による鼻づまりによるものとされています。鼻は本来、吸い込んだ空気の中に含まれる不要なものを「水」でキャッチして鼻水として体の外に出す役割があります。しかし、乳製品や甘いものは、この「水」を必要以上に体内に溜め込んでしまうので、それが「水毒」という形で鼻腔の粘膜に影響してにおいを感じにくくなると考えられています。

今、こんな症状が見られませんか？

- □ **痰が絡みやすい**
- □ **鼻づまり**
- □ **温かいものを食べると鼻水が出る**

● 原因と思われること

嗅覚異常の原因はいくつかありますが、約7割は鼻水や痰を伴う

放っておくとこんなことになるかも!?

- **・副鼻腔炎**
- **・鼻炎**
- **・頭が重い、頭痛がする**

ここに気をつけて

- 洋菓子は乳製品と糖分のどちらも含まれるので減らす
- 糖度の高い果物を避けて「甘酸っぱい」ものを選ぶ
- 冷たい飲み物は糖分が多くなるのでココアなどの温かい飲み物に替える

余分な水を出して水はけを良くするレシピ

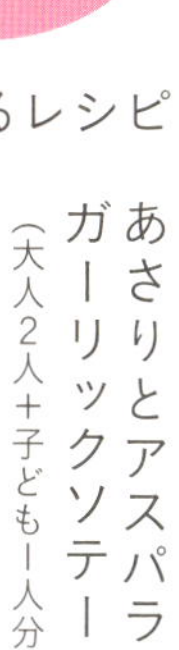

あさりとアスパラのガーリックソテー
（大人2人＋子ども1人分）

材料

アスパラ…100g　エリンギ60g　あさり…15個　ドライトマト…6g　酒、水…各大さじ1　米油…小さじ½　ニンニク…1個　ハーブ塩…少々

作り方

❶アスパラは斜めに切り、ニンニクはスライス。エリンギも食べやすく手でさく、ドライトマトも食べやすく切る。
❷鍋に油を引いてニンニクを炒め、あさりと酒と水を入れて酒蒸しにする。
❸①を加えて火を通し、ハーブ塩で調味する（ドライトマトの塩分も加味して控えめに）。

ナスとおかひじきのおかか和え
（大人2人＋子ども1人分）

材料

ナス…1本　おかひじき…50g　こんにゃく…80g　醤油、レモン汁、ごま油…各小さじ1　かつお節…適量

作り方

❶ナスは縦半分に切り5㎜幅にスライスする→塩でもんでさっと洗い水気を切る。
❷おかひじきはさっと塩茹でして食べやすく刻む。
❸こんにゃくは塩でもんで熱湯をくぐらせアク抜きする。
❹ボウルにすべての材料を入れてよく和えかつお節をかける。

おすすめ代用食と対応食

- 乳製品を食べた日は、毒消しになる人参、じゃがいも、玉ねぎを使ったスープや、あさり、キャベツ、マッシュルームを蒸し煮したものを食べておく。
- 昆布や海苔などの海藻類は水の滞りを防ぐ作用がある。
- 玉ねぎとワカメの味噌汁は余分な水を出す助けになる。

ほお

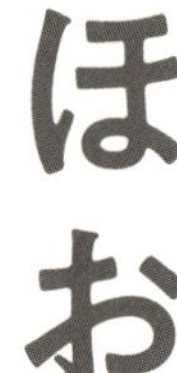

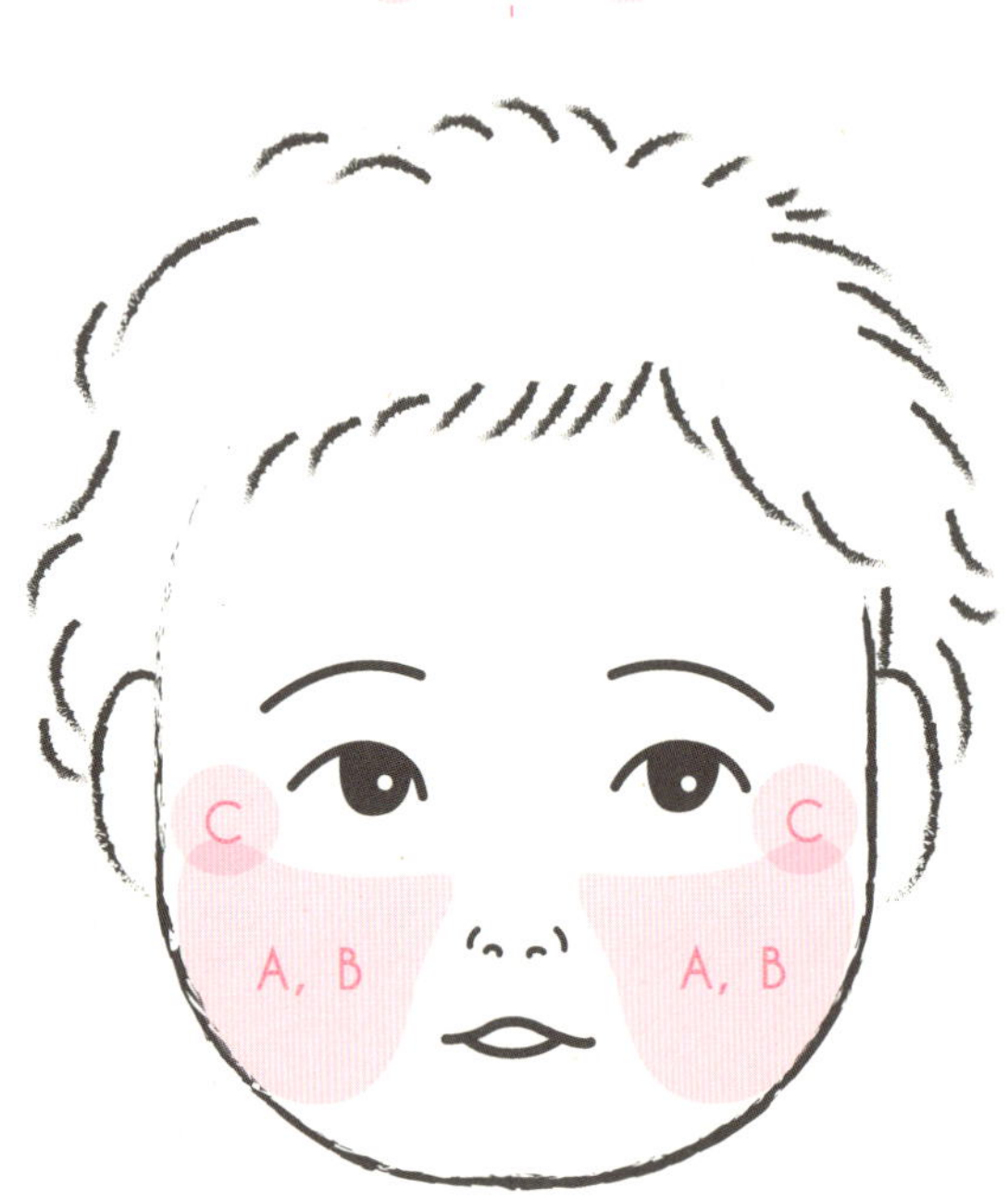

症状チェック

お子さんのほおに次のような症状が出ていませんか？

- ☐ ホクロやシミや吹き出物がある → A へ
- ☐ カサカサしている → B へ
- ☐ ほお骨の位置にホクロやシミ、吹き出物がある → C へ

食習慣チェック

普段のお子さんの食生活で思い当たることはありませんか?

A

- □ 肉や魚、卵などの動物性タンパク質が多い。
- □ 動物性タンパク質に対しての野菜が少ない。

→ 食べすぎの傾向があるかもしれません。(P88へ)

B

- □ クッキーやクラッカー、お煎餅などのサクサクした食感のものが多い。
- □ 揚げ物や炒め物が多い。

→「呼吸器系」に負担がかかっているかもしれません。(P90へ)

C

- □ 左ほおの場合:油モノや砂糖が多い。

→「肝臓」に負担がかかっているかもしれません。

- □ 右ほおの場合:菓子パンや甘い乳製品が多い。

→「肺」に負担がかかっているかもしれません。(P92へ)

A ほお

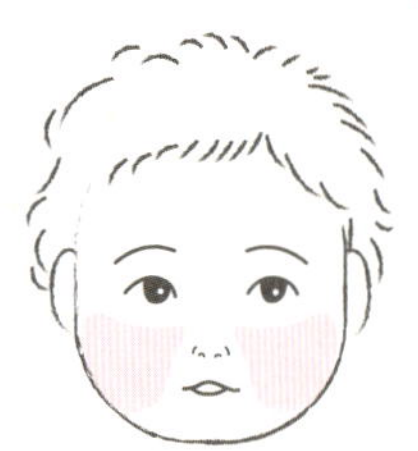

顔診断

ほおにあらわれている症状

↓ホクロやシミや吹き出物

トラブルの可能性がある内臓

↓食べすぎ傾向

今、こんな症状が見られませんか？

- □鼻筋にもホクロやシミや吹き出物がある
- □口角が切れやすい
- □胃下垂や便秘がある

●原因と思われること

ほおは呼吸器系からのサインが出る場所ですが、エネルギーの高いものを食べすぎている時にもサインが出ます。シミやホクロや吹き出物は、自分の活動量に対して の消費（運動）が足りていない時にも出てくるので、早食いで飲み込むように食べていないか、お腹がすく間も無く食べ続けていないか、よく噛んで食べているか、動物性タンパク質に対しての野菜の量は極端に少なくないかなども観察してみましょう。

放っておくとこんなことになるかも!?

- ・太りやすくなる
- ・体臭や口臭がきつくなる
- ・慢性の便秘

ここに気をつけて

- 見た目で肉・魚・卵と野菜の量が同じくらいにしてみる
- 一口目を食べたら箸を置き、100回噛むようにしてから食事をスタートする
- 食事の時にはテレビを消す

消化を助けて未消化物を解消するレシピ

ラディッシュのピクルス
（大人2人＋子ども1人分）

＊ジッパー付き保存袋でもみもみするだけ

●材料
ラディッシュ…8個　塩…ひとつまみ　リンゴ酢…大さじ1　ハチミツ…小さじ½

●作り方
❶ラディッシュは半分に切ってすべての材料をジッパー付きの袋に入れて軽くもみ込み、冷蔵庫で半日漬ける。

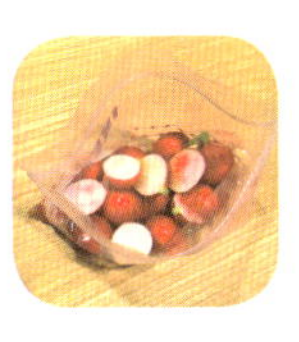

ナスのナムルそば
（大人2人＋子ども1人分）

●材料
ナス…2本／塩…小さじ¼
★（生姜すりおろし、醤油、ごま油…各小さじ1）
☆（大根おろし…1カップ　めんつゆ…適量）　青じそ…3枚　そば…250g

●作り方
❶ナスはスライスして塩でもみ、水気を切ってから★と和える。
❷そばを茹でて皿に盛り、①と☆をかけて刻んだ青じそをのせる。

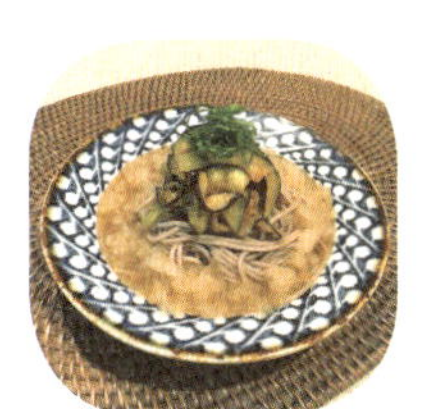

●おすすめ代用食と対応食

- 肉料理には毒消しになる玉ねぎとジャガイモとしいたけの味噌汁をつける。
- 魚料理には毒消しになる大根おろし＋レモンを添える。
- 卵料理にはニラのお浸しや大根おろしを添える。

B ほお

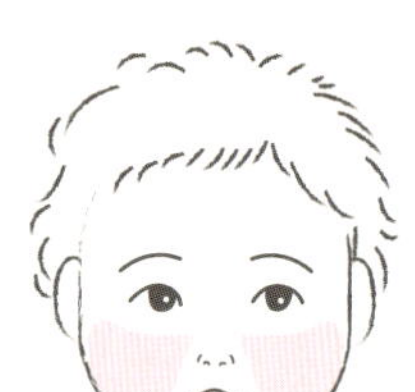

顔診断

ほおにあらわれている症状
↓カサカサしている
トラブルの可能性がある内臓
↓呼吸器系

今、こんな症状が見られませんか？

- □ 下くちびるがガサガサしている
- □ 眉間から粉が吹いている
- □ コンコンと乾いた咳をする

● 原因と思われること

ほおのカサカサは肌だけのトラブルと捉えがちですが、実は悲鳴をあげているのは肺や気管支、鼻などを含めた呼吸器系です。これらの臓腑器官は適度に湿っていて温かい環境を好むので、その真逆になる乾燥した食べ物は、呼吸器系をも乾燥させてトラブルを引き起こしてしまいます。また、肌に白く色抜けしているような場所がある場合も、呼吸器系が弱っているサインです。

放っておくとこんなことになるかも!?

- ・風邪をひきやすくなる
- ・コロコロ便になる
- ・敏感肌

ここに気をつけて

- 水分を含む煮物や蒸し料理をメインにする
- 干し芋やお団子などのしっとりしたおやつにする
- パンを控えて米飯中心の和食にする

呼吸器系を潤してカサカサ肌に対応するレシピ

長芋のしらす和え
（大人2人＋子ども1人分）

＊スライサーで簡単にできる

●材料
長芋…200g　しらす…30g　温泉卵（1人1個）…3個　青じそ…3枚　醤油…適量

●作り方
❶長芋はスライサーでスライスして器に入れ、真ん中に温泉卵を割り入れる。
❷しらすと刻んだ青じそをのせて醤油をかける。大人はワサビをつけてもOK。

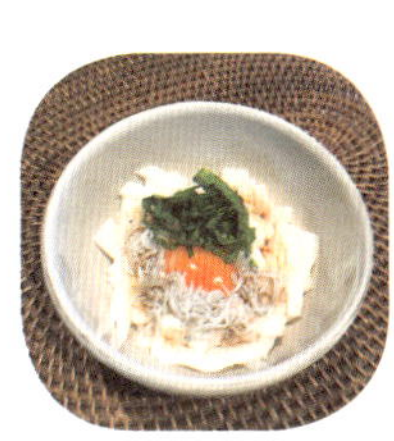

レンコンのごま味噌和え
（大人2人＋子ども1人分）

●材料
レンコン…170g　塩…少々　白ごま…大さじ1　味噌、白ごまペースト…各小さじ2　ハチミツ…少々

●作り方
❶レンコンは1cm幅の半月切りにして鍋に塩と大さじ3の水を加えて5分蒸し煮する。
❷ボウルで白ごま・白ごまペースト・味噌・ハチミツを入れてよくすり混ぜ、①を加えてよく和える。

おすすめ代用食と対応食

・おやつは肺を潤す作用のあるオレンジ、みかん、柿、りんごなどにしてみる。
・アーモンドや落花生などのナッツ類も肺を潤す。
・梨のコンポートで体の内側から潤す。
〈レシピ〉梨1個　りんごジュース50mℓ　レモン汁小さじ½　塩少々
❶梨は8つ割りにして皮と芯を除いて一切れを4等分にする。
❷鍋に梨を敷き詰め、りんごジュース、レモン汁、塩を入れて15分程煮る。
❸火を止めてそのまま冷まし、冷蔵庫で冷やす。＊1週間ほど保存可能。

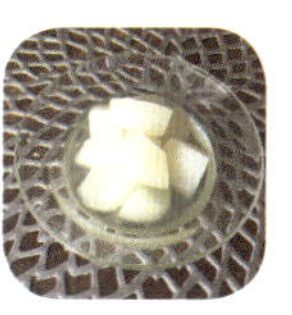

ほお

C

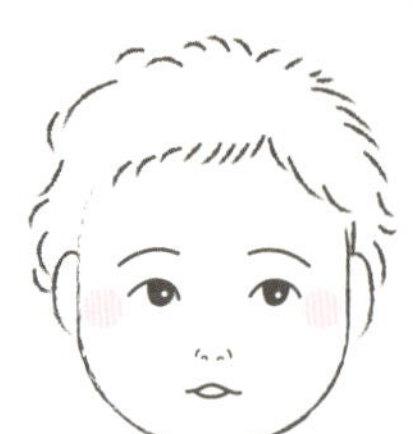

今、こんな症状が見られませんか？

左ほおの場合
- 眉間に白い吹き出物
- 白目が黄色っぽい

右ほおの場合
- 鼻がつまる
- 痰が出る

顔診断

ほおにあらわれている症状

↓ほお骨の位置にホクロやシミや吹き出物がある

トラブルの可能性がある内臓

左のほお↓肝臓

右のほお↓肺

● 原因と思われること

ほお骨の部分は左右差があります。左なら肝臓が、右なら肺が弱っているサインなので、左右で出方が違う場合は要チェックです。

肝臓（左側）は糖代謝や脂肪代謝、有害なものの解毒などを行なっていますが、処理能力以上の油モノや砂糖が入ってくると「多すぎるよ！」とほお骨めがけて出そうとします。対して右側は乾燥を嫌う肺です。パサパサと乾燥したパンはもちろんのこと、逆に水を溜めすぎて痰などの水の塊を作ってしまう砂糖や乳製品が多いと、その排泄として右のほおを選んで出そうとします。

放っておくとこんなことになるかも!?

左ほお
- ・目のトラブル
- ・足がつりやすくなる

右ほお
- ・むくみ
- ・冷え性

ここに気をつけて

左ほお
●揚げ物や炒め物を控えて、食べる際には大根おろしを添える
●ドーナッツは油と砂糖を多くとってしまうのでとくに控える

右ほお
●焼いたパンより蒸したパンを選ぶ
●冷たいお菓子は砂糖が多くなるので温かいものをとるようにする

小麦・糖・乳製品の毒消しと、肺ケアのレシピ

切り干し大根の梅スープ
（大人2人＋子ども1人分）

●材料
切り干し大根…10g　えのき…50g　梅干し…1個
水…500㎖　塩…小さじ½強　ふのり…少々

●作り方
❶切り干し大根はさっと洗って食べやすい長さに切る。えのきは二等分に切る。
❷鍋に①と水を入れて火にかけ、沸騰したら弱火で5分煮る。
❸塩で調味して器によそい、刻んだ梅干しとふのりを添える。

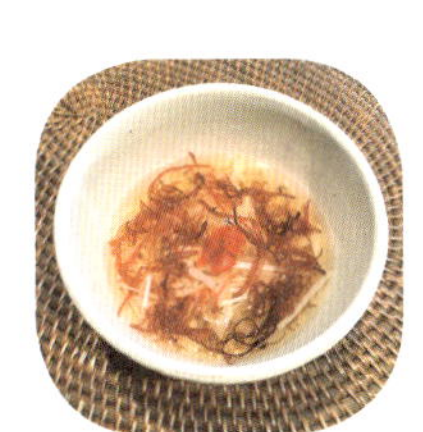

●おすすめ代用食と対応食

左ほお
・使う油を米油やエクストラバージンオリーブオイルなどの酸化しにくいものに替える。
・料理に使う甘みは砂糖から本みりんに替えてみる。

右ほお
・菓子パンより海苔巻きやおにぎりをおやつにする。
・ハチミツとレモンと塩で自然な甘みの清涼飲料水を作る（写真右）。

〈レシピ〉ハチミツ大さじ１　塩（海塩）小さじ¼　レモン汁大さじ１　水や炭酸500㎖

❶水以外の全ての材料をよく混ぜる。❷水や炭酸を加えてできあがり。
＊その日のうちに飲み切る。

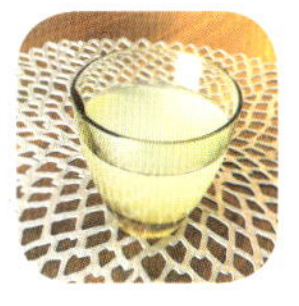

一週間で帳尻を合わせるという考え方

子どもの食事は良いものを選びたいし作りたいけど、毎度毎食は無理！　という親御さんも多いかと思います。実際、三人の子どもを育てている妹の様子を見ていると、日々の食事以外にも、みるみる散らかる部屋の片付けや掃除（食事のたびに床の拭き掃除……）、洗濯（畳んで仕分けて収納して……）、買い物（当然子連れ）、幼稚園なら送り迎え（雨の日も風の日も……）、小学生になると塾への送り迎えが必要な場合もあるようですから、これだけやるべきことが多岐にわたっていると、とても食事に気持ちを向ける余裕がないのが実状だと思います。

でも、だからと言って日々の暮らしに追われるままでは食事を整えるタイミングを見失ってしまいます。そこで、せめて週末に食と向き合う時間を設けられればいいと思っています。平日はご主人も仕事で不在でしょうし、共働きの場合は朝は嵐のようにお弁当づくりと朝食を済ませ、お昼は給食という場合も多いでしょうから、実際に食事に気をかけられるのは週末の一日ないし二日と考えるのが現実的だと思います。たとえ週末の一日だけでも、それが体調や体質、症状に合ったものを選べていれば、体は応えてくれますし、一週間の帳尻合わせも可能だと思っています。

かく言う私も出張が続く時は、外食ばかりで選択肢も限られてきますから、毎日の食養生はできていませんし、できなくて良いとも思っています。「今週は出張先で油物が多かったな……」という時は油の毒消しのメニューを週末にせっせと作って食べていれば、翌週に影響を残さずに済むのです。このように状況と症状に合った食事がわかっていると、気持ちの面でもとても大らかに食と向き合うことができると思います。食が健康のための「修行」になってしまってはつまらないですからね。

くち

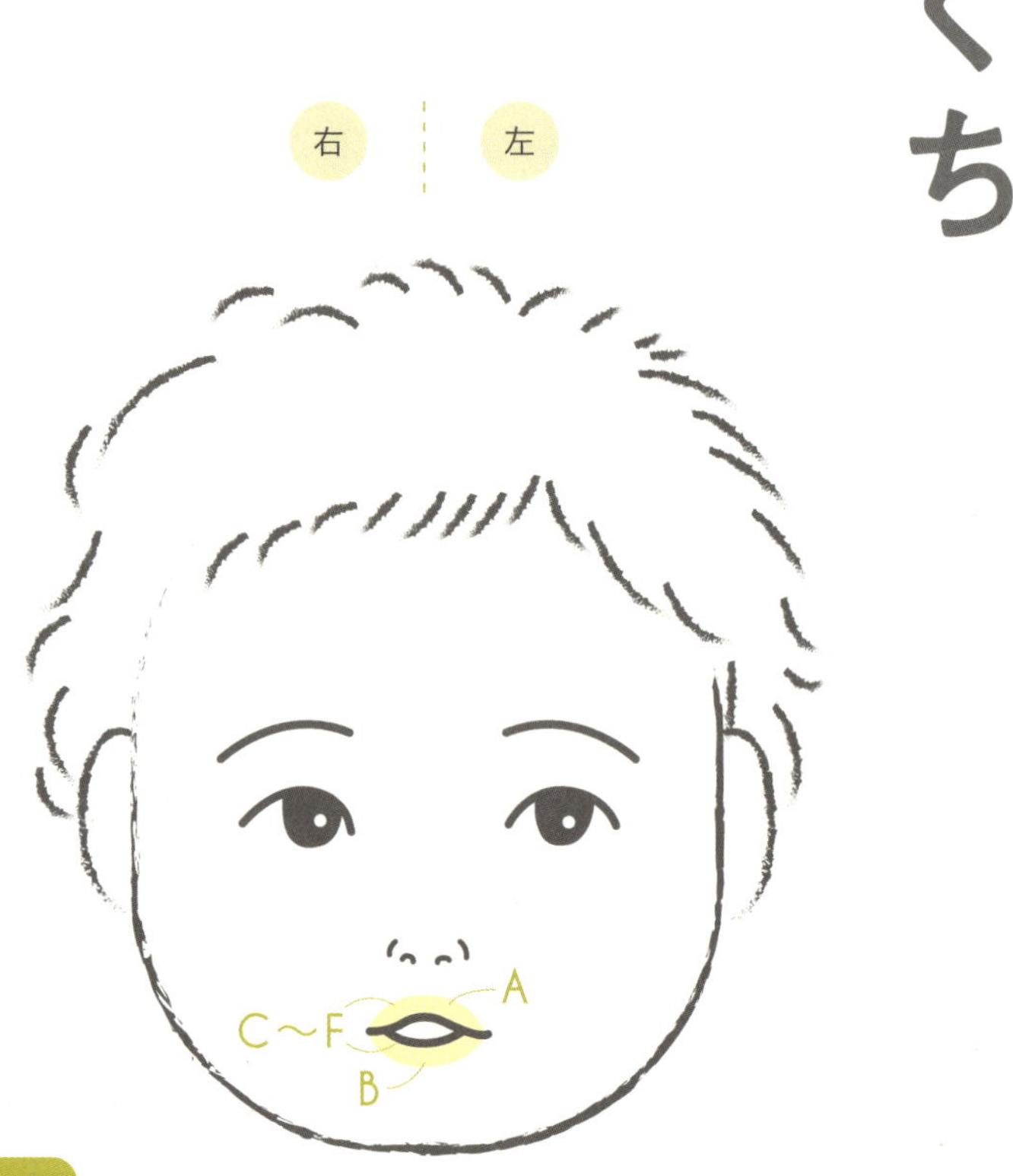

症状チェック

お子さんのくちに次のような症状が出ていませんか？

- ☐ 上くちびるが乾燥している、輪郭がぼやけている、ホクロやシミや吹き出物がある → A へ
- ☐ 下くちびるが乾燥している、輪郭がぼやけている、ホクロやシミや吹き出物がある → B へ
- ☐ 口角が切れやすい（左右差あり） → C へ
- ☐ くちが渇く → D へ
- ☐ 口内炎がある → E へ
- ☐ 味覚障害がある → F へ

食習慣チェック

普段のお子さんの食生活で思い当たることはありませんか？

A

- □ 冷たくて甘いものが好き。
- □ あまり噛まない。

→「胃」に負担がかかっているかもしれません。（P98へ）

B

- □ 野菜が不足気味。
- □ お米よりパンやパスタ、シリアル、コーンフレークが好き。

→「大腸」に負担がかかっているかもしれません。（P100へ）

C

- □ あまり噛まない（右側）。
- □ 辛いものなど刺激物が多い（右側）。
- □ 揚げ物や肉類などの油っこいものが多い（左側）。
- □ 炭水化物が多い（左側）。

→ 右なら「十二指腸」、左なら「膵臓」に負担がかかっているかもしれません。（P102へ）

D

- □ やわらかい食べ物が多い。
- □ 嫌いなものを無理に食べさせている。

→ ストレスが原因で「消化器系」の機能が低下しているかもしれません。（P104へ）

E

- □ 甘いものが止められない。
- □ お米を食べない。

→「消化器系」に負担がかかっているかもしれません。（P106へ）

F

- □ 辛いものなど刺激物を食べることが多い。
- □ 人工甘味料の入ったお菓子を食べる。

→「消化器系」に負担がかかっていたり、亜鉛が不足している傾向があります。（P108へ）

くち

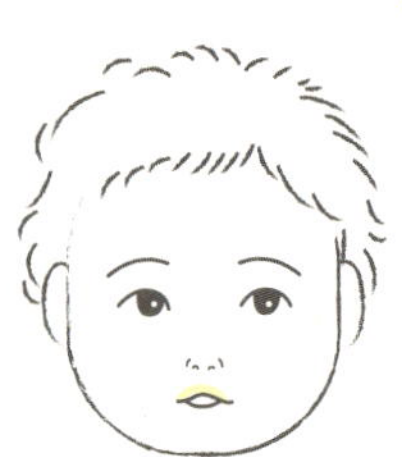

顔診断

くちにあらわれている症状
↓上くちびるが乾燥する、輪郭がぼやけている、ホクロやシミや吹き出物がある

トラブルの可能性がある内臓
↓胃

今、こんな症状が見られませんか？

- 鼻筋にホクロやシミや吹き出物がある
- 口角が黄色っぽい
- 食後の眠気

●原因と思われること

胃はブレンダーのように飲食物の最初の消化を担っています。その胃からのサインが出るのが上くちびるです。上くちびるだけが乾燥する時は、食べすぎなどで胃熱がある可能性がありますし、輪郭がぼやけたりホクロやシミが出る場合も胃で異変が起こっているサインです。とくに輪郭のあたりにシミが点在する時には相当弱っているサインなので注意深く観察しましょう。

放っておくとこんなことになるかも!?

- 胃下垂
- 便秘や下痢
- 口臭

ここに気をつけて

● 食べ始めの一口目だけでも100回噛む
● 体温より温かいものをとって胃の機能を助けてあげる
● お茶漬けやとろろご飯など、噛まずに飲み込めるメニューを避ける

胃をケアして消化を促すレシピ

手羽元の梅煮
（大人2人＋子ども1人分）

＊鍋一つでできる

● 材料

手羽元…5本　ネギ…2本　酒…大さじ1　水…150mℓ　醤油、みりん…各小さじ2　梅干し…1個　三つ葉…適宜

● 作り方

❶ネギは3㎝の長さに切り揃えて鍋に敷き詰め、上に手羽元をのせる。
❷三つ葉以外の材料をすべて入れて火にかけ、一煮立ちしたら弱火で15分煮る。
❸器に盛り、刻んだ三つ葉をのせる。

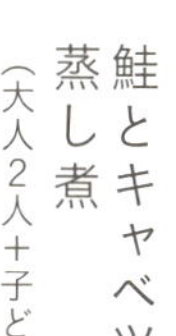

鮭とキャベツの蒸し煮
（大人2人＋子ども1人分）

● 材料

生鮭…2切れ　キャベツ…300g　しめじ…60g　バター…5g　大根…200g　酒…大さじ2　塩…小さじ¼　レモン汁…少々　ポン酢…適量

● 作り方

❶キャベツはざく切りにして、しめじはほぐす。大根はすりおろして水気を切る。
❷鍋にキャベツとしめじを敷いて4等分に切った生鮭をのせ、酒と塩をふり入れて中火にかける。
❸一煮立ちしたら中弱火で7〜8分蒸し煮する。
❹器に盛り、大根おろしとレモン汁、ポン酢をかける。

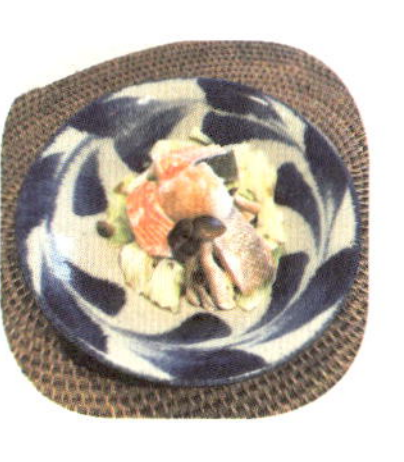

● おすすめ代用食と対応食

・お菓子の代わりにスルメや小魚など歯ごたえのあるものを選ぶ。
・急いで食べがちな朝食は消化の良いお粥などにしてみる。
・梅風味や柑橘類など酸味のある味付けにして唾液の分泌を増やす。

B くち

顔診断

くちにあらわれている症状

↓下くちびるが乾燥する、輪郭がぼやけている、ホクロやシミや吹き出物がある

トラブルの可能性がある内臓

↓大腸

今、こんな症状が見られませんか？

- □便秘（コロコロ便）や下痢
- □小鼻にホクロやイボがある
- □髪の生え際に吹き出物がある

●原因と思われること

下くちびるは大腸からのサインが出やすい場所です。下くちびるだけが乾燥して皮がめくれたりする場合は大腸で異常な熱が発生して便も硬くなりやすい傾向があります。また、上くちびるに比べて極端に厚みがあったり、輪郭がぼやけている場合は大腸がゆるんだり冷えたりしているサインです。ゆるんだ腸ではすっきりと排泄できていない可能性があります。

放っておくとこんなことになるかも!?

- ・慢性的な便秘や下痢
- ・ニキビ肌
- ・乾燥肌

ここに気をつけて

- 野菜不足とお腹の冷えを一気に解消するために、具沢山のお味噌汁をとる
- 極端に辛いものや塩っ辛いものを避ける
- パンやパスタよりご飯食を中心にする

大腸の働きを助けて便通を促すレシピ

カレー風味の炒り豆腐
（大人2人+子ども1人分）

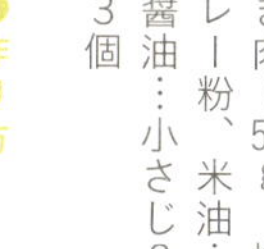

●材料

ごぼう…60g　木綿豆腐…1丁　糸コン…½袋　豚ひき肉…50g　塩…少々　カレー粉、米油…各小さじ1　醤油…小さじ2　クルミ…3個

●作り方

❶ごぼうはささがきにして水にさらし、豆腐は水気を切って一口大に切る。
❷糸コンは塩でもんで熱湯でアク抜きして食べやすく切る。
❸油を引いた鍋で①と②とひき肉を炒め、カレー粉と醤油で調味する。
❹粗く刻んだクルミをかける。

オクラと長芋のとろとろ味噌汁
（大人2人+子ども1人分）

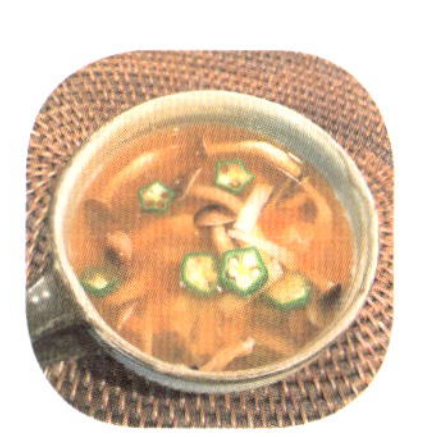

●材料

オクラ…3本　長芋…100g　しめじ…60g　だし汁…450㎖　味噌…大さじ2

●作り方

❶オクラは小口切りに、長芋はスライサーでスライスし、しめじはほぐす。
❷鍋でだし汁を温め、①を入れて一煮立ちしたら少し煮る。
❸火を止めて味噌を溶き入れる。

●おすすめ代用食と対応食

・朝食を消化に良くてお腹も温まるお粥にする。
・野菜はぬか漬けにしてご飯のお供に。
・便通を助けるクルミやアーモンド、落花生をおやつにする。

C くち

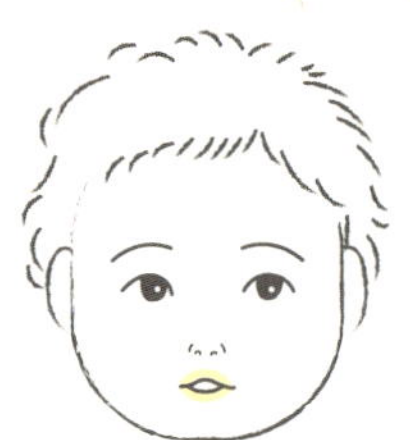

顔診断

くちにあらわれている症状

↓口角が切れやすい

＊左右差あり

トラブルの可能性がある内臓

↓右側／十二指腸

左側／膵臓

今、こんな症状が見られませんか？

右側

- くちびるが乾燥する
- 鼻筋に吹き出物

左側

- 白ニキビがある
- 上くちびるにシミが点在している

● 原因と思われること

口角には飲食物を消化・分解する器官の不調があらわれます。右の口角は十二指腸、左の口角は膵臓の状態をあらわすので、トラブルが起こっている場所を推測することができます。いつも同じところが切れる場合は食べているものや、食べ方にも問題があるので、それを改めるだけでも切れにくくなってきます。

放っておくとこんなことになるかも!?

右側

・貧血や下血

左側

・血糖値に異常が出る

ここに気をつけて

右側

●薄味を心がけて、歯ごたえのあるものを選ぶ

左側

●油を多く使う揚げものや炒めものを控える

●米飯には毒消しになる海苔やごまを使った副菜を添える

消化器系の粘膜を保護して消化を助けるレシピ

人参とドライトマトのラペ

（大人2人＋子ども1人分）

＊ボウル一つでできる

●材料

人参…2本　塩…小さじ¼　ドライトマト…10g　★（みかんジュース、リンゴ酢…各大さじ2　レモン汁…小さじ1）　オリーブオイル…大さじ1　ひまわりの種…適量

●作り方

❶人参は千切りにして塩もみし、水気を切る。

❷ボウルに刻んだドライトマトと★の調味料、刻んだひまわりの種を加えてよく和える。

小松菜の海苔ごま和え

（大人2人＋子ども1人分）

＊ボウル一つでできる

●材料

小松菜…6束　塩…少々　海苔…大判1枚　白ごま…小さじ1　ポン酢…小さじ2

●作り方

❶小松菜は塩茹でして食べやすく切る。

❷海苔は適当に手でちぎり、ごまはすり鉢で半ずりにする。

❸ボウルですべての材料をよく和える。

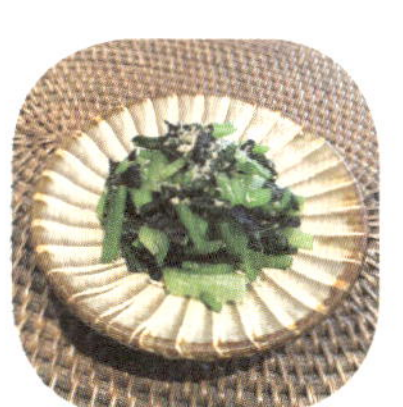

●おすすめ代用食と対応食

・ナッツ類は噛みごたえがある上にコクがあるので油を減らしても満足度は高くなる。

・甘酢の味付けにすると唾液も分泌できて胃腸全体が養われる。

・薄味にすると自然と炭水化物は減らせる。

D くち

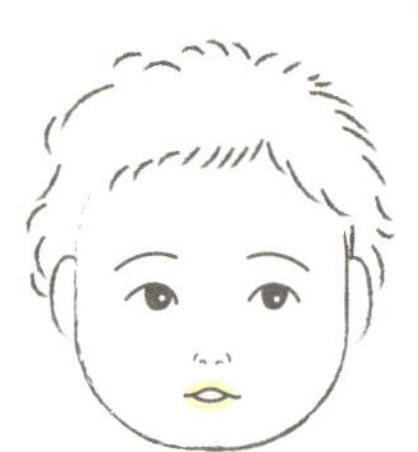

今、こんな症状が見られませんか？

- 目の充血
- 眉間に縦じわ
- おでこやこめかみに青筋が立つ

顔診断

くちにあらわれている症状
↓
くちが渇く
↓
トラブルの可能性がある内臓
↓
消化器系とストレス過多

●原因と思われること

くちの中の乾燥は、やわらかい食べ物中心で、よく噛まないために唾液の分泌が少なくなって起こる場合と、塩っ辛いものが多い場合以外は、精神的な負荷が原因と考えられます。

お子さんの場合は食事をする環境がとくに大切です。お母さんが頑張って食べさせようとするあまり、それがお子さんにとってストレスになってしまい消化器系の働き自体が低下するということも起こり得るのです。消化器系はリラックス状態でこそ、その働きを発揮できる器官なので、まずは無理に食べさせているものがあれば、お子さんの好き嫌いを尊重することから始めてみましょう。食事が楽しいと感じられるようになると自然と食べる量も品数も増えていきます。

放っておくとこんなことになるかも!?

- 虫歯
- 胃痛や胸焼け
- 強い口臭

ここに気をつけて

- **食事中は怒ったり小言を言うのは控える**
- **食事を残してもいい、という雰囲気をつくる**
- **子どもの好き嫌いを把握しつつ、嫌いなものを避けるのではなく少しずつでも出し続ける**

リラックスを促しつつ渇きを癒すレシピ

しじみとチンゲン菜の味噌汁

（大人2人＋子ども1人分）

●材料

しじみ…100g　チンゲン菜…1束　水…450ml　酒…大さじ1　塩…小さじ1/2

●作り方

❶しじみは砂抜きしてよく洗い、鍋に入れて酒と水を加えて一煮立ちさせる。❷粗く刻んだチンゲン菜を加えて火を通し、塩で調味する。

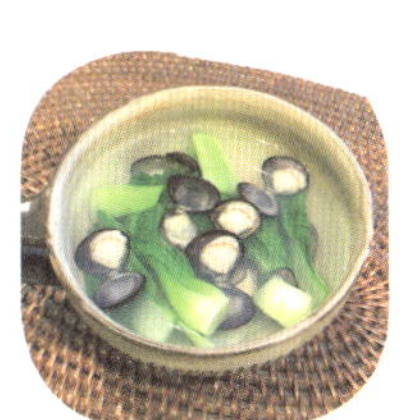

モロヘイヤの卵スープ

（大人2人＋子ども1人分）

●材料

モロヘイヤの葉…30g　卵…1個　水…450ml　白だし醤油…大さじ1　塩…少々

●作り方

❶モロヘイヤは葉だけちぎって適当に刻む。❷卵を溶いて①をよく和える。❸鍋に水とだし汁を入れて火にかけ、沸騰したら②をゆっくりかき混ぜながら加えてかき卵にする。❹塩で味を整える。

●おすすめ代用食と対応食

・噛む練習にもなる切り干し大根のナムル

〈レシピ〉切り干し大根50g　水1/2カップ　梅酢大さじ1/2　醤油大さじ1.5　ハチミツ大さじ1

❶切り干し大根は水でさっと洗い、水気を絞る。❷ジッパー付き保存袋に全ての材料を入れ、よくなじませて冷蔵庫で30分ほど漬け込む。

・噛むほどに味が出るスルメや昆布をおやつにする。

E くち

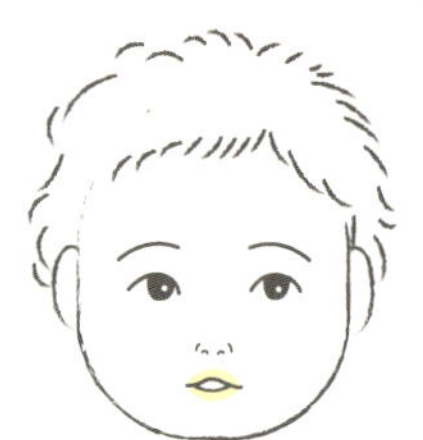

顔診断

くちにあらわれている症状
↓口内炎
トラブルの可能性がある内臓
↓消化器系

今、こんな症状が見られませんか？

- □ソバカスがある
- □鼻筋にホクロやシミや吹き出物がある
- □湿疹がある

● 原因と思われること

口内炎は免疫力が落ちている時にできる場合もありますが、口腔内の粘膜がゆるんでいるために歯に当たったり、うっかり噛んでしまうことでも起こります。くちに入れてすぐに「甘い」と感じるものは、細胞をゆるませてしまうので口内炎を作りやすくなります。万が一噛んでしまった場合でも、甘いものを控えることで治りが早くなります。

放っておくとこんなことになるかも!?

- ・胃下垂
- ・足のむくみ
- ・疲れやすくなる

ここに気をつけて

- 食事の前にお菓子を食べさせない
- お米から糖分を補えるように和食中心にする
- お米の甘みを感じるまでよく噛むようにする

素材の甘みを感じるレシピ

タコと人参のマスタードマリネ
（大人2人＋子ども1人分）

●材料
ゆでダコ…80g　人参…1本　塩…少々　★（マスタード…小さじ1　リンゴ酢、りんごジュース…各大さじ1　ハーブ塩…小さじ⅛　オリーブオイル…少々）

●作り方
❶人参はピーラーで薄くスライスし、塩をかけておく。
❷ボウルに食べやすく刻んだタコと人参を入れて★を加えてよく和える。

かぼちゃと枝豆のサラダ
（大人2人＋子ども1人分）

●材料
かぼちゃ…160g　枝豆（茹でて鞘から出して）…40g　ハーブ塩、オリーブオイル…適量

●作り方
❶かぼちゃは食べやすく切り、鍋に入れてひたひたの水を加えてやわらかく煮る。
❷ボウルにすべての材料を入れてよく和える。

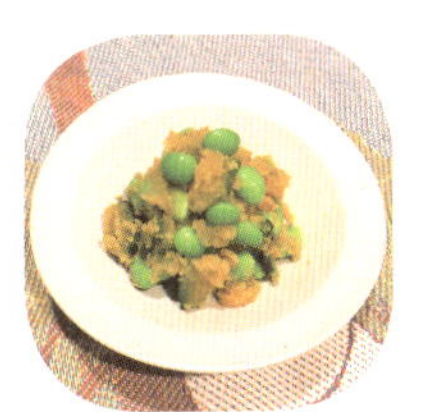

●おすすめ代用食と対応食

・甘いものが食べたくなったらおにぎりを食べる。
・お菓子の代わりに干し芋や甘栗などの自然な甘みのものに替える。
・酸味には開いているものをキュッと引き締める作用があるので、甘酢を使った料理を取り入れてみる。

F くち

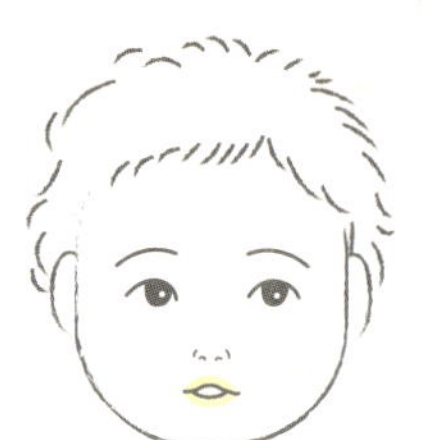

顔診断

くちにあらわれている症状

↓味覚障害

トラブルの可能性がある内臓

↓消化器系&亜鉛不足

今、こんな症状が見られませんか?

- 上くちびるの乾燥
- 風邪をひきやすい
- 貧血気味

●原因と思われること

味覚障害は亜鉛不足などでも起こりますが、消化器系の働きが低下している時にも起こります。体に必要なものは基本的に美味しく感じるようになっていますが、刺激物や食品添加物を多食していると、消化機能が低下して食べ物を処理し切れなくなります。空腹の時には美味しく感じていたものも、急に味が変わった感じがしたり美味しく感じられなくなるという味覚の変化でサインを出してきます。この場合、消化機能が回復すれば味の感じ方も正常に戻ってきますのでご安心ください。

放っておくとこんなことになるかも!?

- ・皮膚炎
- ・口内炎
- ・爪が弱くなる

ここに気をつけて

- **食品添加物は亜鉛を体内から排出してしまうので避ける**
- **清涼飲料水を避ける**
- **市販の漬物を避ける**

亜鉛を補いつつ消化機能を高めるレシピ

高野豆腐と切り干し大根の味噌汁

（大人2人＋子ども1人分）

●材料

高野豆腐…1枚　切り干し大根…10g　だし汁…500㎖　オクラ…3本　味噌…大さじ2弱

●作り方

❶高野豆腐は水で戻し、さいの目切りに、オクラは斜めに切る。

❷切り干し大根、高野豆腐、だし汁を鍋に入れて火にかけ、沸騰したら弱火で5分煮る。

❸オクラも加えて少し煮て、火を止めてから味噌を溶き入れる。

ひよこ豆のトマト風味炊き込みご飯

（大人2人＋子ども1人分）

●材料

米、水…各1カップ　ひよこ豆…30g　トマトピューレ…25g　醤油…小さじ1　塩…小さじ¼　バジル、かぼちゃの種…少々

●作り方

❶ひよこ豆は3倍の水に8時間浸しておく。

❷米をといで炊飯器にバジルとかぼちゃの種以外のすべての材料を入れて炊く。

❸バジルと刻んだかぼちゃの種をかける。

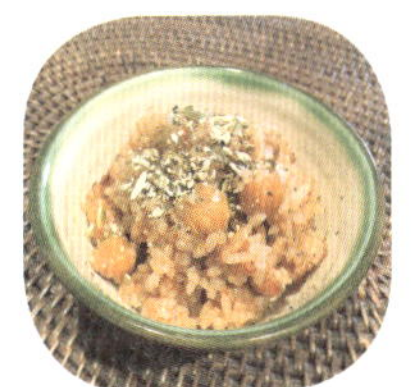

●おすすめ代用食と対応食

- かぼちゃの種や松の実、カシューナッツ、ひまわりの種、アーモンド、クルミには亜鉛が豊富に含まれているのでおやつに最適。
- 亜鉛の豊富な豆類は米と炊き込むと手軽にとれる。
- 牡蠣や豚レバー、牛肉なども亜鉛を多く含むので料理に取り入れてみる。

あご

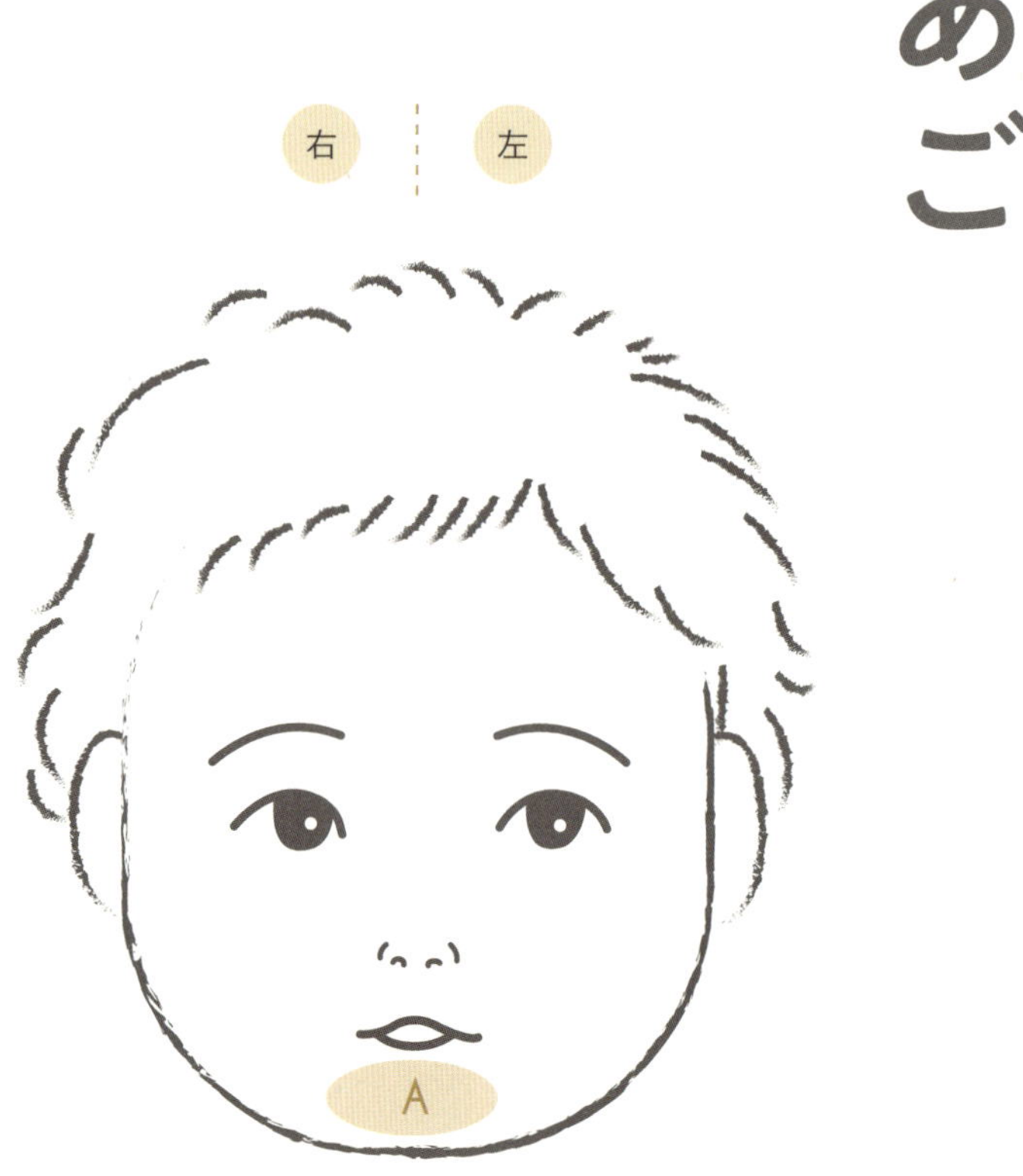

症状チェック

お子さんのあごに次のような症状が出ていませんか？

- ▢ ホクロやシミや吹き出物 → A へ

食習慣チェック

普段のお子さんの食生活で思い当たることはありませんか？

A

- ▢ 卵やチーズ、ナッツ類が多い。
- ▢ 甘くて冷たいものをとりすぎる。
- ▢ 夏野菜や生野菜を食べることが多い。

→「生殖器系・泌尿器系」に負担がかかっているかもしれません。（P112へ）

A あご

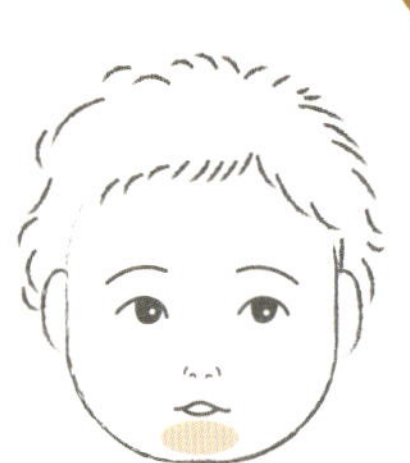

顔診断

あごにあらわれている症状
↓ホクロやシミや吹き出物がある

トラブルの可能性がある内臓
↓生殖器系・泌尿器系

今、こんな症状が見られませんか?

- **目の下にクマがある**
- **鼻の下や耳にホクロがある**
- **トイレが近い**

●原因と思われること

あごは生殖器系や泌尿器系からのサインがあらわれる場所です。普段から体が冷えていたり、生命力が落ちている時には、それを補うように卵やチーズ、ナッツ類といった栄養価の高いものを欲する傾向がありますが、それらをとりすぎてしまうと余剰分としてあごで排出しようとします。また、生殖器系や泌尿器系に負担のかかる甘いものや、体を冷やすものが多くてもあごにサインが出てきます。

放っておくとこんなことになるかも!?

- **耳鳴りや中耳炎**
- **慢性的な冷え症**
- **骨や歯が弱くなる**

ここに気をつけて

- **冷たい飲み物は氷抜きにする**
- **体を内側から温める本葛粉を活用する**
- **野菜は火を通すか塩もみして、体を冷やす作用を和らげる**

お腹を温めて生殖器系・泌尿器系をケアするレシピ

よもぎ餅のカブおろし

（大人2人＋子ども1人分）

●材料

よもぎ餅…5個（大人2個、子ども1個）　カブ…2個　カブの葉…少々　塩…ひとつまみ　白だし醤油…小さじ1弱

●作り方

❶餅はトースターで焼く。

❷カブはすりおろし、カブの葉は刻んで塩もみしてどちらも水気を切ってから混ぜ合わせる。

❸器に盛り、白だし醤油をかける。

枝豆とブロッコリーのグリーンスープ

（大人2人＋子ども1人分）

●材料

枝豆（茹でてサヤから出して）…30g　長芋…100g　ブロッコリー…60g　玉ねぎ…½個　マッシュルーム…3個　水…300㎖　野菜ブイヨン、塩…各小さじ1

●作り方

❶ブロッコリーは小房に分けて切り、長芋と玉ねぎはスライサーでスライス、マッシュルームは手でさいて鍋に入れ、水を加えてやわらかく煮込む。

❷枝豆も加えてブレンダーにかけ、ブイヨンと塩で調味する。

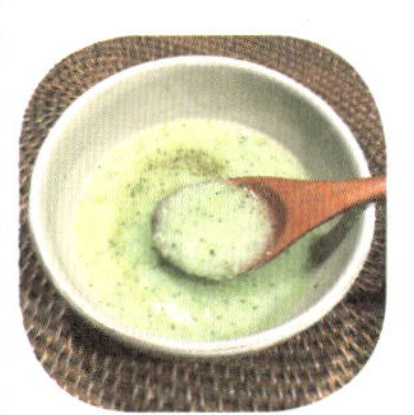

●おすすめ代用食と対応食

- 餅は体を温めて体力を回復させる作用があるのでおやつに取り入れてみる。
- 甘いものをとりすぎたら毒消しになるニラ、カブ、小松菜、ごぼう、生姜、大根、玉ねぎ、ゴーヤ、ニンニク、ネギ、えび、しらす、あおさ、昆布、海苔、ひじき、もずく、ワカメ、ふのり、梅干し、味噌を取り入れる。
- 冷たいものを食べたら、シンプルな葛湯でお腹を温める（P11参照）。

舌

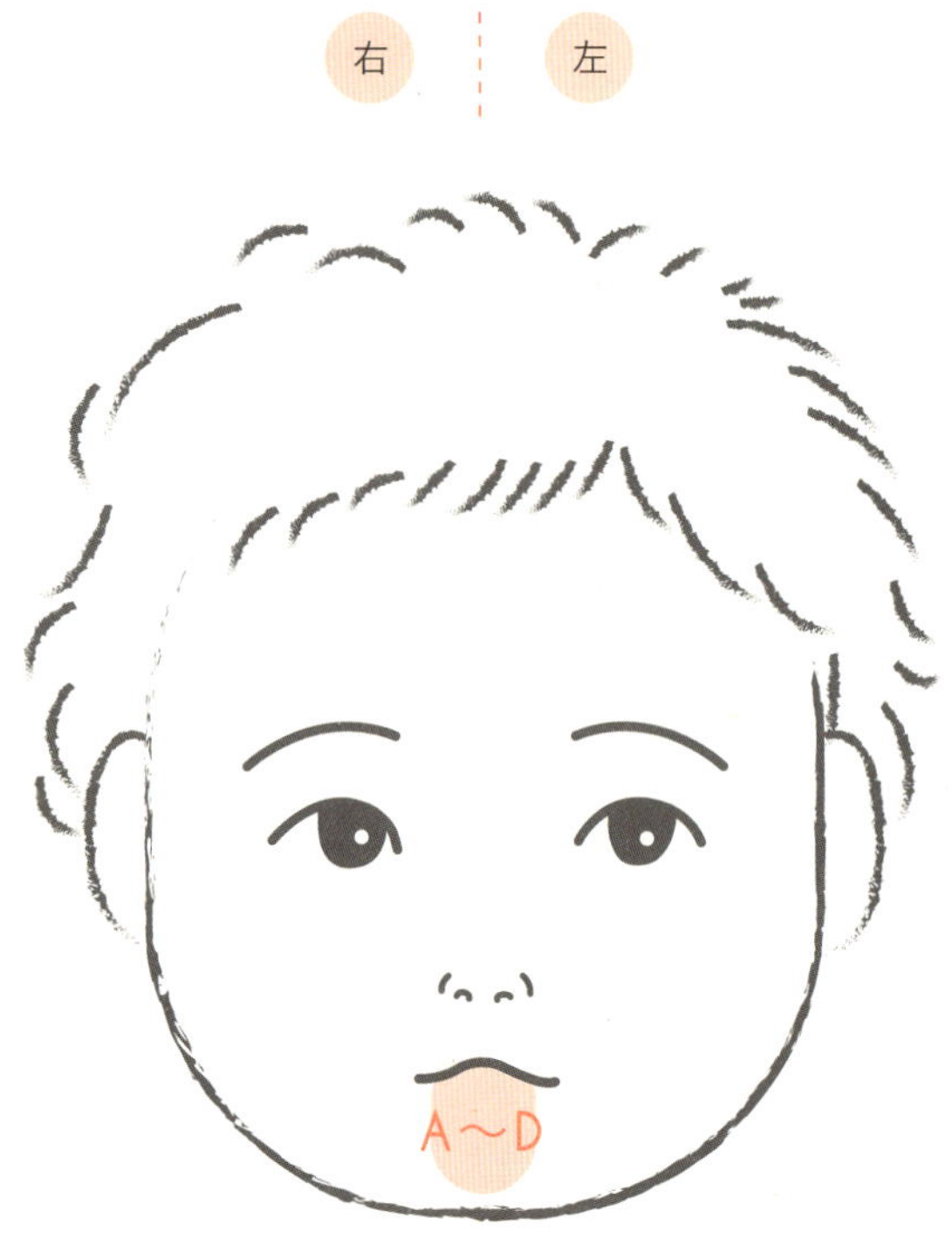

症状チェック

お子さんの舌の状態から健康状態を見てみましょう。舌の色、形、苔の色（厚み）、舌裏が確認ポイントになります。

- □ 舌の色を確認する → A へ
- □ 苔の色・厚みを確認する → C へ
- □ 舌の形を確認する → B へ
- □ 舌裏の血管 → D へ

食習慣チェック

舌の状態を見ながら、
普段のお子さんの食生活を思い出してみましょう。

A （P116へ）

- □ 舌の色が白っぽい。→ 冷たいものを好みますか?
- □ 舌の色が真っ赤。→ 塩っ辛いものや刺激物が好きですか?
- □ 舌の色が赤黒い。→ インスタント食品やレトルトが多いのでは?

B （P118へ）

- □ 腫れぼったい。→ 清涼飲料水が多いかもしれません。
- □ 歯型がついている。→ あまり噛まないのでは?
- □ 細くて薄い。→ 食が細いですか?

C （P120へ）

- □ 白くて厚みがある。→ 冷たいものを好みますか?
- □ 黄色くて厚みがある。→ 食べすぎる傾向がありますか?
- □ 苔がない。→ 食が細いですか?

D （P122へ）

- □ 舌裏の血管が太く浮き出ている。

→ インスタント食品やレトルトが多いのでは?

→ 肉や魚に対して野菜が不足していませんか?

舌

A

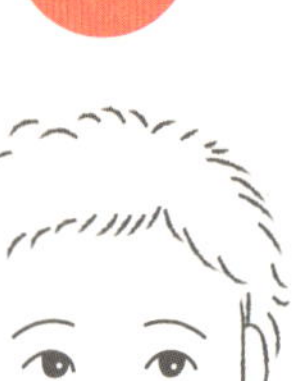

顔診断

舌の色

今、こんな症状が見られませんか？

- ☐ 舌の色が白っぽく、顔色やくちびるの色も血色がなく白っぽい
- ☐ 舌の色が真っ赤で、赤ら顔である
- ☐ 舌の色が赤黒く、目が充血している

舌を通過します。そのため、舌を見るだけで体が冷えているのか、それとも熱をこもらせているのか、十分に血液や体液があるのか、そしてそれらが滞りなく巡っているのかを推測することができます。舌の色はとくに体温計だけでは測れない隠れた熱や冷えを判断するポイントとなります。

ここに気をつけて

- ●舌の色が白っぽい
  ↓体温よりも冷たいものを避ける
- ●舌の色が真っ赤
  ↓薄味を心がける
- ●舌の色が赤黒い
  ↓加工食品を減らしてなるべく手作りの食事にする

●原因と思われること

舌にはたくさんの血管があり、全身を巡った血液や体液はすべて

放っておくとこんなことになるかも!?

- ・舌の色が白っぽい
  ↓冷え、爪が弱くなる
- ・舌の色が真っ赤
  ↓のぼせやすくなる
- ・舌の色が赤黒い
  ↓肌荒れ、シミやアザができやすくなる

舌の色が白っぽい子のためのレシピ

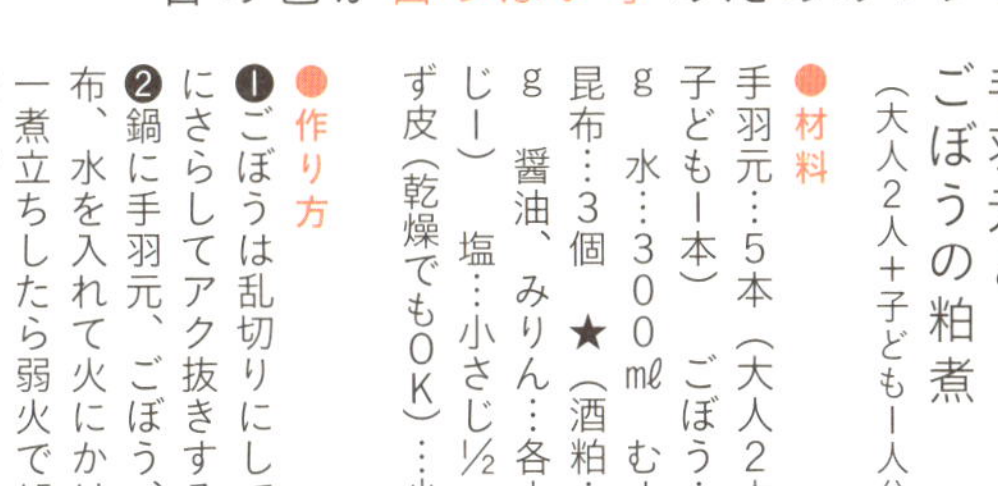

手羽元とごぼうの粕煮
（大人2人＋子ども1人分）

●材料
手羽元…5本（大人2本、子ども1本）　ごぼう…80g　水…300mℓ　むすび昆布…3個　★（酒粕…30g　醤油、みりん…各小さじ1）　塩…小さじ½　ゆず皮（乾燥でもOK）…少々

●作り方
❶ごぼうは乱切りにして水にさらしてアク抜きする。
❷鍋に手羽元、ごぼう、昆布、水を入れて火にかけ、一煮立ちしたら弱火で15分煮る。
❸★を煮汁でのばしながら加え、塩で調味する。
❹器に盛り、ゆず皮をかける。

舌の色が真っ赤な子のためのレシピ

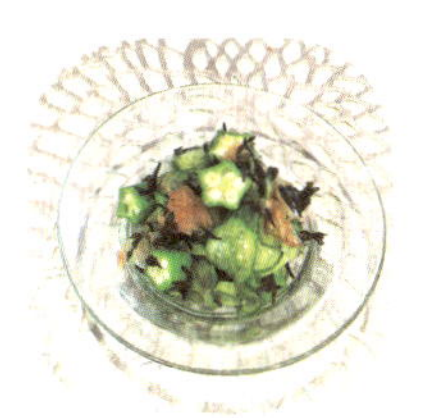

きゅうりとオクラのひじきサラダ
（大人2人＋子ども1人分）

●材料
きゅうり…2本　塩…少々　オクラ…3本　芽ひじき…5g　醤油、梅酢…各小さじ1弱　かつお節…適量

●作り方
❶きゅうりはスライサーでスライスし、塩でもんで水気を切る。
❷オクラは塩茹でして小口切りにする。
❸芽ひじきは水で戻して水気を切る。
❹ボウルですべての材料を和える。

舌の色が赤黒い子のためのレシピ

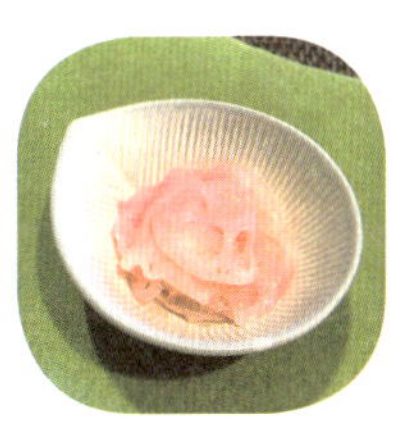

梅酢レンコン
（大人2人＋子ども1人分）
＊ジッパー付き保存袋でできる

●材料
レンコン…100g　塩…少々　赤梅酢…小さじ1

●作り方
❶レンコンはスライサーでスライスし、塩を入れた熱湯でさっと湯がいてザルにあげる。
❷ジッパー付きの袋にすべての材料を入れて冷蔵庫で30分ほど漬け込む。

●おすすめ代用食と対応食

・舌の色が白っぽい→お腹を温めるりんごの葛湯（P77参照）をとる。
・舌の色が真っ赤→山芋は穏やかに熱を冷まして潤いを補えるので、すりおろしてとろろでいただく。
・舌の色が赤黒い→血をキレイにする三つ葉やパセリを料理の仕上げに彩りとして添えてみる。

舌

B

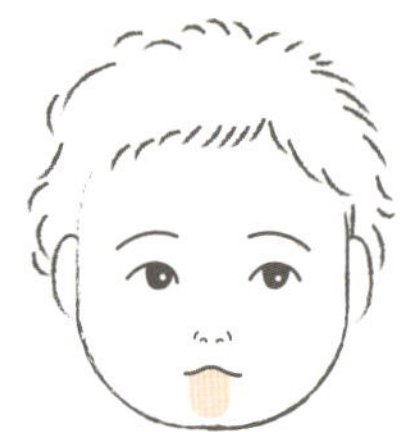

ここに気をつけて

●腫れぼったい
↓甘い飲み物を控える

●歯型がついている
↓やわらかいものより
歯ごたえのあるものを食べる

●細くて薄い
↓栄養価が高いナッツ類は
硬くて消化に負担が
かかるので、
刻んだりすり鉢で
細かく砕いてから食べる

顔診断

舌の形

今、こんな症状が見られませんか？

□舌とあわせて
目も腫れぼったい

□舌に歯型がついていて、
顔色が白っぽい

□細くて薄い舌で、
髪や肌にツヤがない

●原因と思われること

舌の形も体調体質によって変わる部分です。健康な時の舌は、きちんと自分の下顎の歯の中に収まるサイズになっています。しかし、何らかの原因で舌が膨らんだりすると、歯に押し当てられて歯型がつきます。また、舌の厚みや幅が貧相な場合は生命力が落ちているサインです。

腫れぼったい舌は清涼飲料水を多飲している場合に見られます。歯型がついている舌は、噛む習慣が少ないかもしれません。細くて薄い舌は、食が細い人に見られます。

放っておくと
こんなことになるかも!?

・腫れぼったい
↓むくみや湿疹

・歯型がついている
↓胃下垂

・細くて薄い
↓冷えや便秘

腫れぼったい子のためのレシピ

キャベツと枝豆の和風コールスロー
（大人2人＋子ども1人分）

●材料
キャベツ…300g　塩…少々　枝豆（茹でてサヤから出して）…60g　★（かぼちゃの種…10g　白ごま…小さじ2）　豆腐マヨネーズ（豆腐…150g　米油…30g　レモン汁…大さじ1　塩…小さじ1）…大さじ1～2

●作り方
❶キャベツは塩もみして水気を切る。
❷豆腐を水切りしてマヨネーズの材料をすべてブレンダーにかける（10食分のマヨネーズができます）。
❸ボウルで①②と枝豆をよく混ぜ、刻んだ★をかける。

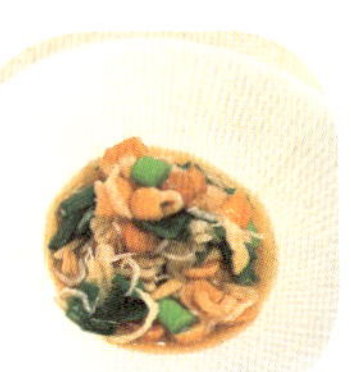

歯型がついている子のためのレシピ

なめことニラの和えもの
（大人2人＋子ども1人分）

●材料
切り干し大根…10g　なめこ…1袋（約100g）　水…100㎖　ニラ…60g　ちりめんじゃこ…5g
醤油…小さじ1

●作り方
❶切り干し大根はさっと洗って鍋に入れ、水を加えて5分煮込む。
❷水が半分になったら他の材料を入れて、ニラが色よく煮えたら火を止め、醤油で調味する。

細くて薄い子のためのレシピ

人参と高野豆腐のナッツ和え
（大人2人＋子ども1人分）

●材料
人参…1本　高野豆腐…1枚　アーモンド1食につき…2個　オリーブオイル…大さじ1　塩…小さじ¼

●作り方
❶人参は細い千切りに、高野豆腐はおろし金で粉状におろす。
❷鍋に油を引いて塩をふりながら人参を炒める。
❸高野豆腐も加え、さっと火を通してよく和える。
❹食べる時に軽く炒ったアーモンドを細かく刻んでかける。

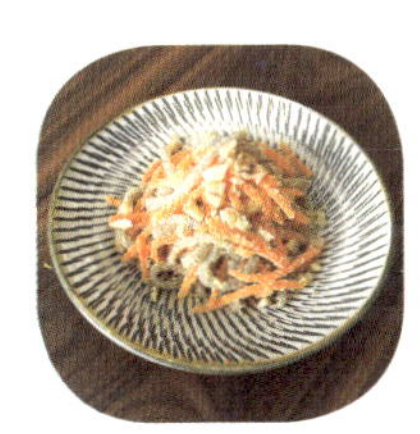

●おすすめ代用食と対応食

・腫れぼったい→甘みのないほうじ茶や番茶、ハーブティーにする。
・歯型がついている→スルメなど噛みごたえのあるものを食べる。
・細くて薄い→消化に負担のかけないお粥を主食にする。

舌

C

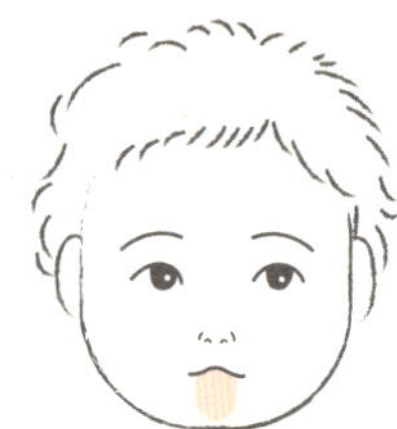

顔診断

舌苔の色・厚み

今、こんな症状が見られませんか？

- **白くて厚みのある苔で、くちびるの血色が悪い**
- **黄色くて厚みがある苔で、鼻筋やほおにホクロやシミや吹き出物がある**
- **苔がなくて、顔色が白っぽくツヤもない**

ここに気をつけて

- **白くて厚みがある**
  ↓体温よりも冷たいものを避ける
- **黄色くて厚みがある**
  ↓よく噛んで少なめに食べる
- **苔がない**
  ↓生野菜や刺身などの生もの、油分の多いものは胃腸の負担になるので避ける

●原因と思われること

舌の上にのっている苔は、ピンク色の舌本体が透けて見える程度の厚みと色は白であることが理想です。それよりも厚くて舌本体が見えない、もしくは一部が剥がれていたり、まったく苔がない場合は体内で異変が起こり始めているサインです。とくに舌の中心部分には消化器系の状態があらわれますから、毎朝チェックしてその日の食事を選ぶ時の指針にしましょう。

放っておくとこんなことになるかも!?

- **白くて厚みがある苔**
  ↓風邪をひきやすくなる
- **黄色くて厚みがある苔**
  ↓強い口臭
- **苔がない**
  ↓冷え、便秘、目の乾燥

白くて厚みがある子のためのレシピ

カブのすり流し雑穀スープ

（大人2人＋子ども1人分）

●材料

カブ…2個　そばの実…大さじ1　水…½カップ　だし汁…2カップ　塩…小さじ½　醤油…小さじ1　青じそ…3枚　本葛粉…大さじ1　水…大さじ3

●作り方

❶そばの実は洗って鍋に入れ、水を加えて10分炊く→10分蒸らす。

❷すりおろしたカブ・だし汁も加えて一煮立ちしたら、塩と醤油で味を整える。

❸水で溶いた葛粉を入れてとろみをつけ、刻んだ青じそを添える。

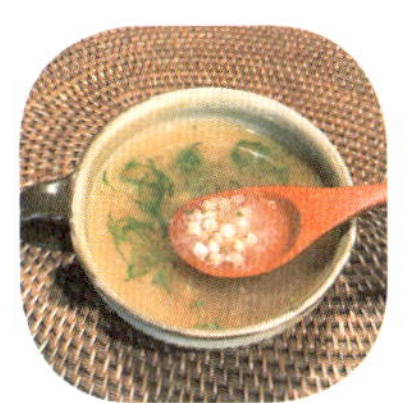

黄色くて厚みがある子のためのレシピ

白菜とクレソンの塩麹漬け

（大人2人＋子ども1人分）

●材料

白菜…300g　塩…少々　クレソン…3本　塩麹…大さじ1　ゆず果汁…小さじ1

●作り方

❶白菜は千切りにして塩もみし、水気を切る。

❷食べやすく刻んだクレソンと塩麹、ゆず果汁を加えてよく和える。

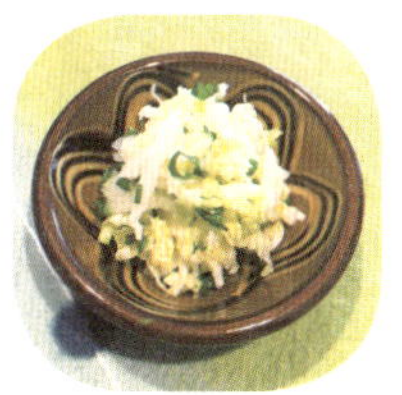

苔がない子のためのレシピ

長芋ときびの梅がゆ

（大人2人＋子ども1人分）

●材料

長芋…100g　米…½カップ　もちきび…大さじ1　水…2カップ　梅干し…1個

●作り方

❶米をとぎ、もちきびも洗って鍋に入れ、水を注いで中火にかける。

❷沸騰したら弱火にして30分炊く。

❸スライサーでスライスしながら長芋を鍋に入れ、梅干しものせて10分蒸らす。

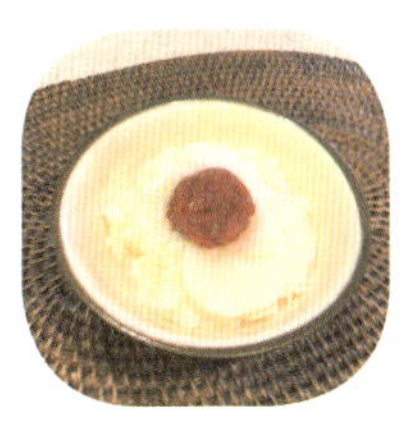

●おすすめ代用食と対応食

・白くて厚みがある→お腹の中から温まる本葛粉を使う。
・黄色くて厚みがある→余分な熱を冷まして消化を助ける柑橘酢を活用する。
・苔がない→消化に負担をかけないお粥を主食にする。

D 舌

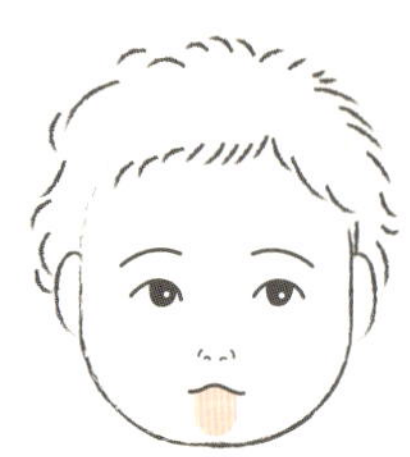

顔診断

舌裏の血管が太く浮き出ている

今、こんな症状が見られませんか？

- 目の充血
- くちびるが赤黒い、もしくは血色がない
- 目の下にクマがある

● 原因と思われること

舌裏には静脈が通っていますが、そこが太く浮き出て見える時は、血液の質がドロドロしていたり、流れが悪くなっている（瘀血）サインです。また、血液の量が少ない場合もあります。小川もある程度の水量がないとサラサラとは流れないのと同じように、血液が少なくて貧血気味の場合も舌裏の血管が太く浮き出ます。

放っておくとこんなことになるかも!?

- ・フェイスラインに吹き出物が出る
- ・慢性的な便秘
- ・ドライアイ、視力低下

ここに気をつけて

- 加工食品をなるべく使わないようにする
- 肉や魚には見た目で同量くらいの野菜を添える
- 一汁一菜で良いので温かくて消化の良いものを作る

瘀血を解消するレシピ

蒸しレンコンの三つ葉あんかけ
（大人2人+子ども1人分）

●材料

レンコン…120g　水…1カップ　塩…少々　三つ葉…適量　桜えび…ひとつまみ　本葛粉…大さじ1　白だし醤油…大さじ1

●作り方

❶レンコンはスライサーでスライスし、塩を入れた熱湯でさっと湯がいてザルにあげる。
❷別の鍋に1カップの水、刻んだ三つ葉、桜えび、本葛粉、白だし醤油を入れて葛粉をよく溶いてから火にかけてあんを作る。
❸①のレンコンにかける。

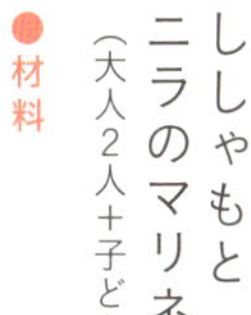

ししゃもとニラのマリネ
（大人2人+子ども1人分）

●材料

ししゃも…8尾　ニラ…½束　玉ねぎ…½個　生姜…一片　★（醤油、リンゴ酢…各小さじ2　ハチミツ…小さじ1　レモン汁…少々）

●作り方

❶玉ねぎはスライスし、生姜は千切りに、ニラは細かく刻む。
❷ボウルで①と★を混ぜ合わせ、焼いたししゃもにのせる。

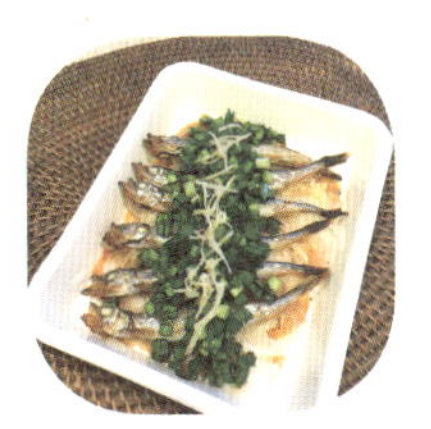

●おすすめ代用食と対応食

・ブルーベリーやプルーンは血をキレイにする作用がある。
・菜の花、チンゲン菜、三つ葉も血をキレイにする食材なのでお浸しに取り入れてみる。
・サラダでお馴染みのレタスや玉ねぎは塩もみするとカサが少なくなってたくさん食べられる。

顔から読み解く子どものメンタル

感情と内臓の関係

笑ったりたりといった感情は人としての正常な反応ですし、感情の豊かさは健康な精神状態と言えます。しかし、火がついたようにかんしゃくを起こしたり、一度ぐずるとしばらく泣き止まないといった特定の感情が過度に出たり長引く時には、対応する臓腑からのサインと捉えることができます。

東洋医学では内臓一つ一つに感情が宿っていると考えます。例えば、肝臓が弱っている人は怒りっぽくなり、胃腸が弱っている人はくよくよと思い悩みがち、といった内臓ごとの気性の傾向を見分けることができます。つまり、怒りっぽさやくよくよと思い悩む癖は、実はその子の性格ではなく「臓器の不調」が起こしている場合もあるということです。

また、自分の気持ちを親に説明しきれない小さなお子さんにとって、感情こそが大きなメッセージになります。それを親御さんが理解できていたら、お子さんの言動に戸惑いやストレスを感じるのではなく、そこから、例えば肝臓を労わる食養生につなげる、というアクションをとることもできるのです。

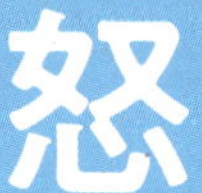

怒りっぽい、イライラする

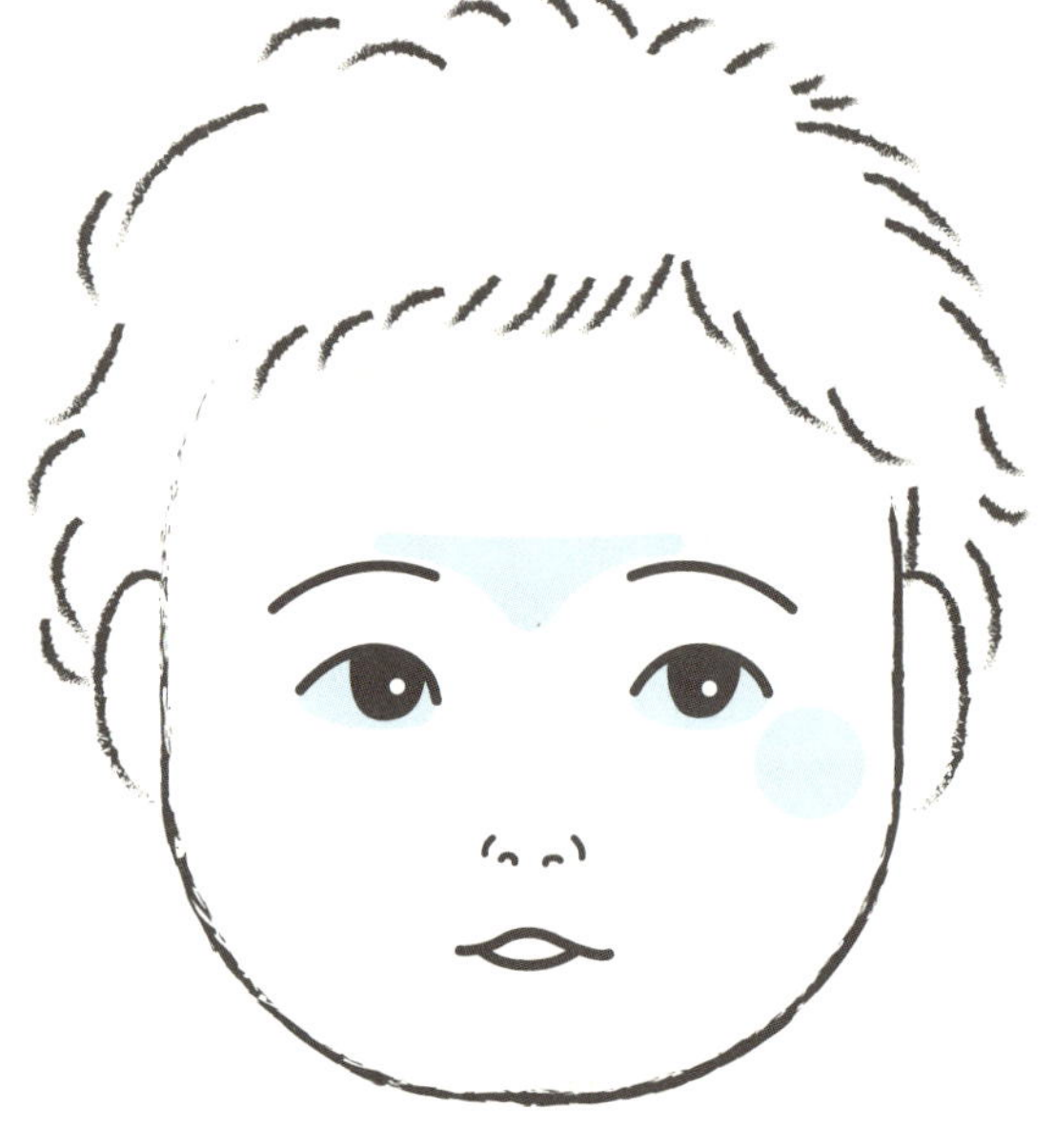

負担がかかっている内臓

肝臓・胆のう

顔へのあらわれ方

- 眉間に赤み、乾燥、縦じわがある。
- 目の充血。
- 白目が黄色い。
- おでこやこめかみに青筋が立つ。
- まぶしがる。
- まぶたの痙攣。
- 視力異常。
- 左のほお骨にホクロや吹き出物がある。

肝臓をケアする食材

- 黒ごま
- ぶどう
- ブルーベリー
- 人参
- アーモンド
- 黒豆
- 松の実
- 黒キクラゲ
- パセリ
- ほうれん草

- トマト
- レタス
- プルーン
- いちご
- 赤貝
- あさり
- 穴子
- ししゃも
- イカ
- うなぎ

- 牡蠣
- しじみ
- タコ
- ふのり
- ひじき
- ブリ
- マグロ
- レバー（鶏・豚・牛）
- 卵黄
- バター

胆のうをケアする食材

- とうもろこし
- とうもろこしのひげ
- アボカド
- カニ
- イカ
- えび
- あさり
- ハマグリ
- しじみ
- カツオ

- タコ
- トビウオ
- ササミ
- ヒレ
- 赤身肉
- カブ
- 大根
- トマト
- レモン
- 切り干し大根

肝臓・胆のうをケアするレシピ

しじみのみぞれ汁
（大人2人＋子ども1人分）

●材料
しじみ…150g　大根…60g　酒…大さじ1　水…450㎖　塩…小さじ½〜小さじ1弱　三つ葉…適量

●作り方
❶鍋にしじみと水と酒を入れて火にかけ、一煮立ちして殻が開いたら塩で調味する。
❷刻んだ三つ葉をのせる。

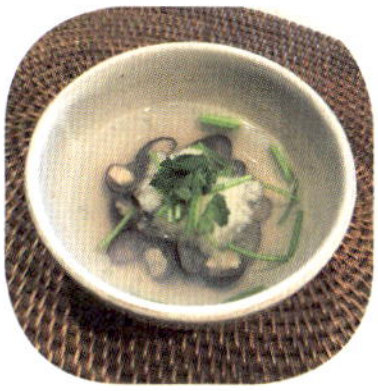

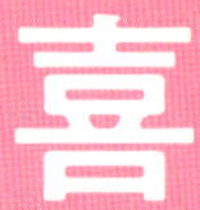

興奮しやすい、気がゆるみやすい

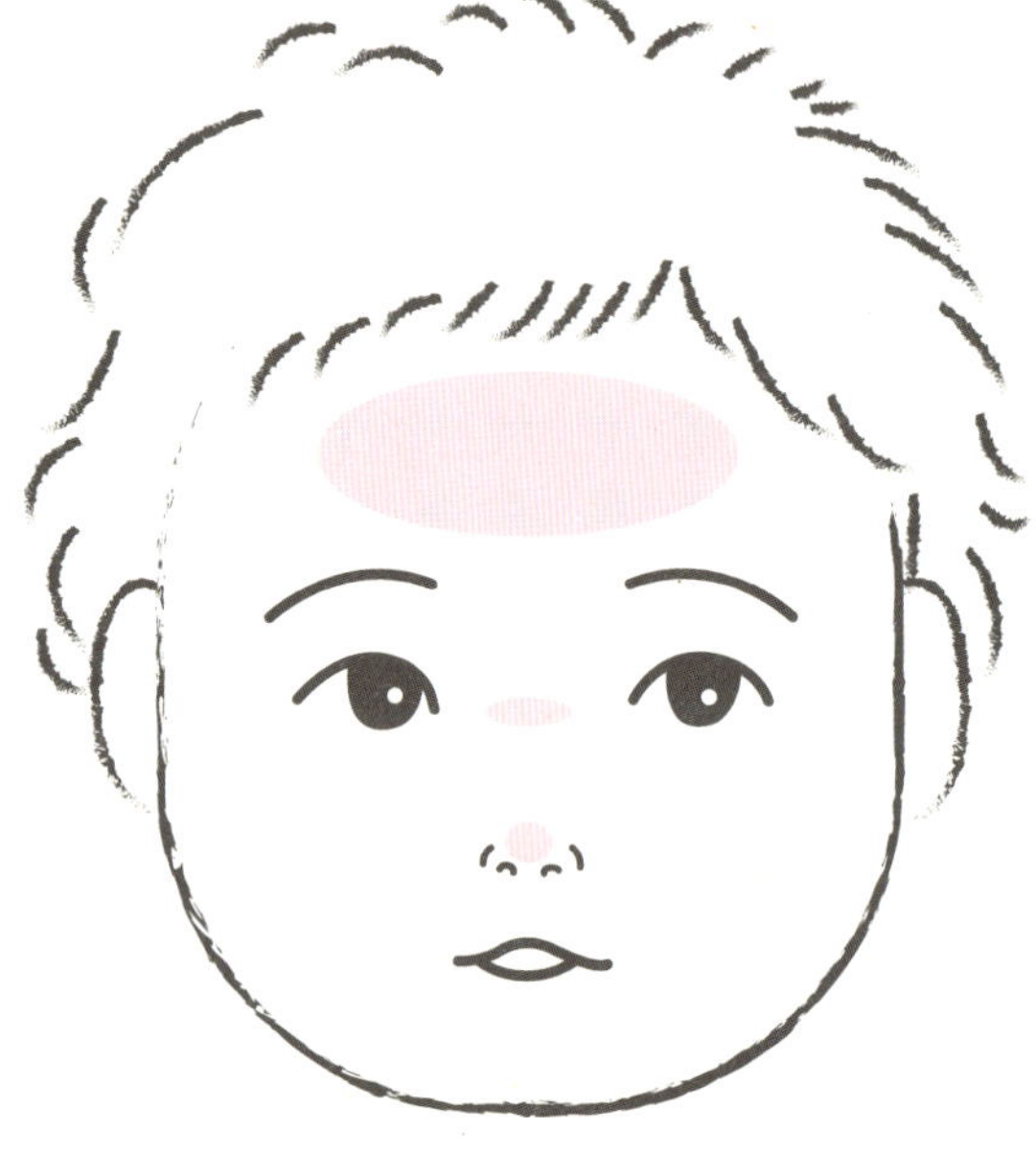

負担がかかっている内臓

心臓・小腸

顔へのあらわれ方

- おでこに湿疹や吹き出物、ホクロやシミがある。
- 目と目の間と鼻筋が交差する場所に横じわがあったり、黒っぽくなっている。
- 鼻先が赤く、吹き出物、ホクロやシミがある。毛穴が開いている。

心臓をケアする食材

- ひじき
- トマト
- きゅうり
- ナス
- ミョウガ
- セリ
- セロリ
- アスパラガス
- おかひじき
- 空芯菜
- 小松菜
- ズッキーニ
- ハトムギ
- 豆腐
- かんぴょう
- レンコン
- 柿
- スイカ
- メロン
- ココア
- ゴーヤ
- ネギ
- 生姜
- 青じそ

小腸をケアする食材

- 小豆
- きゅうり
- 白瓜
- 鶏の砂肝
- バター
- 塩
- かぼちゃ
- 葉ネギ
- 海苔
- ハモ
- なめこ
- 大根
- カブ
- 人参
- ごぼう
- 葛粉

心臓・小腸をケアするレシピ

きゅうりと豆腐の春雨サラダ

（大人2人＋子ども1人分）

材料

きゅうり…1本　豆腐…½丁　春雨…15g　リンゴ酢…大さじ1　醤油…大さじ½　シソ…3枚　ごま油…少々

作り方

❶きゅうりは千切りに、豆腐は水切りして食べやすくほぐす。

❷春雨はさっと茹でてザルにあげ、シソは千切りにする。

❸ボウルにすべての材料を入れてよく和える。

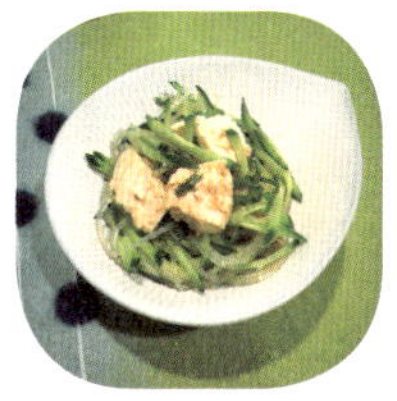

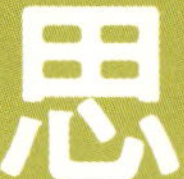

思い悩みがち、クヨクヨする

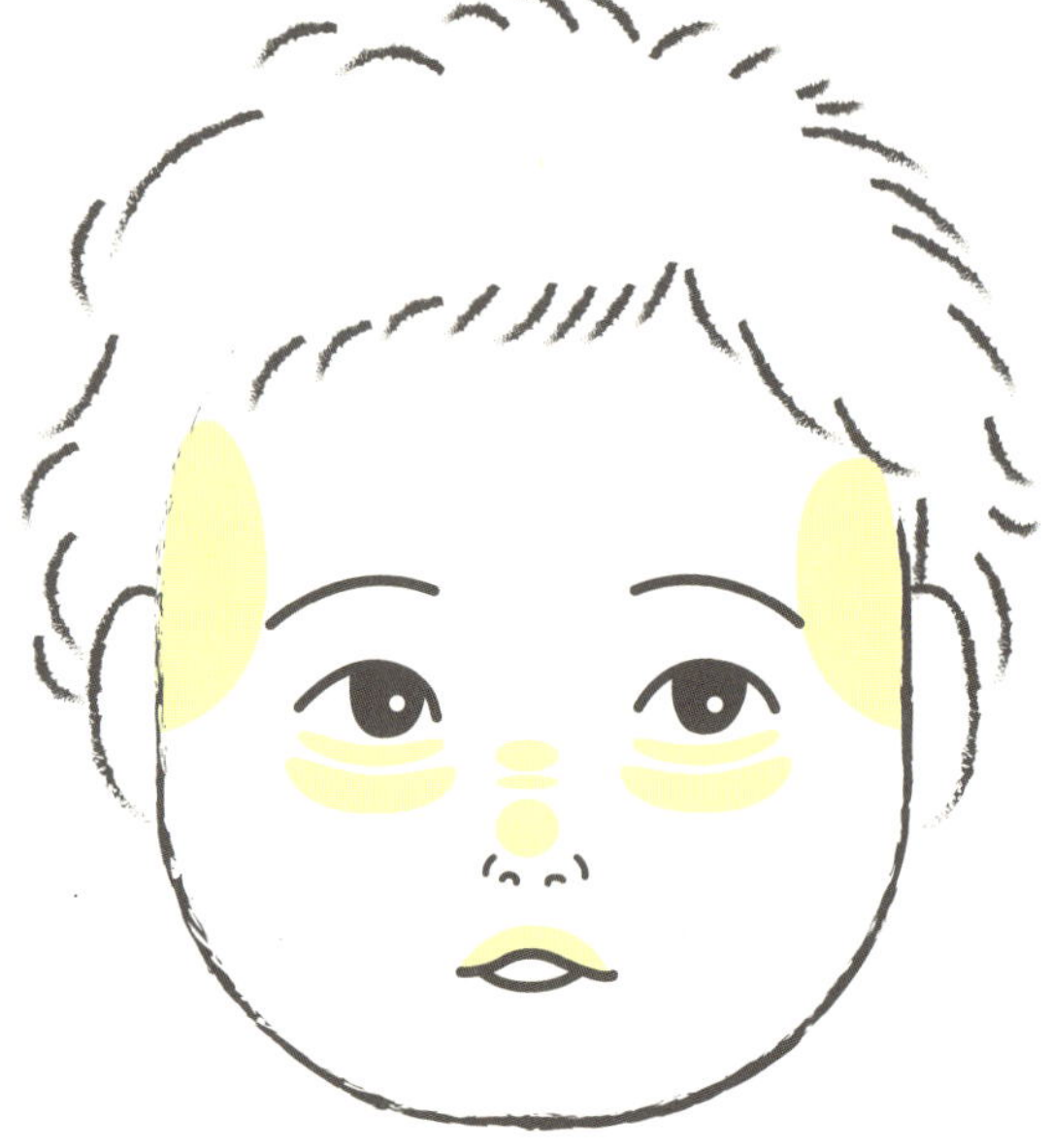

負担がかかっている内臓

脾（消化器系全般）・胃

顔へのあらわれ方

- □ こめかみにホクロ、シミがある。
- □ 鼻骨がうっすらと黒っぽい。
- □ 鼻筋にホクロやシミや吹き出物がある。
- □ ソバカスがある。
- □ 上くちびるにホクロやシミがある。
- □ 上くちびるが乾燥している。

脾（消化器系全般）をケアする食材

- きび
- もち麦
- たかきび
- 黒米
- ハトムギ
- もち米
- うるち米
- 人参
- 山芋（長芋でも）
- ひよこ豆
- さつまいも
- 黒豆
- 大豆
- 栗
- あさつき
- 枝豆
- オクラ
- カリフラワー
- 小松菜
- 生姜
- そら豆
- チンゲン菜
- とうもろこし
- ナス
- ニンニクの芽
- 長ネギ
- 白菜
- ブロッコリー
- レタス
- レンコン
- 干し柿
- りんご
- イワシ
- ウニ
- 真鯛
- トビウオ
- ハモ
- ブリ
- 牛肉
- 鴨肉
- 砂肝
- 卵黄

胃をケアする食材

- キャベツ
- トマト
- ニンニク
- カリフラワー
- もち麦
- 玉ねぎ
- いちご
- オレンジ
- 赤貝
- カツオ
- サバ
- サンマ
- 梅干し
- カブ
- 卵黄
- アジ
- 里芋
- 山芋（長芋でも）

胃・脾（消化器系全般）をケアするレシピ

オクラとキャベツの梅和え
（大人2人＋子ども1人分）

材料

オクラ…3本　キャベツ…280g　塩…小さじ¼
梅干し…1個　梅酢…小さじ½　ごま油…少々　かつお節…適量

作り方

❶オクラは塩茹でして小口切りにし、キャベツは千切りにして塩でもんで水気を絞る。
❷梅干しは食べやすく刻む。
❸ボウルにすべての材料を入れてよく和える。

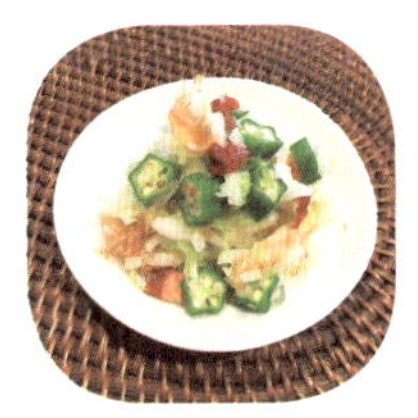

悲憂

メソメソしたり号泣したりする、悲観しがち

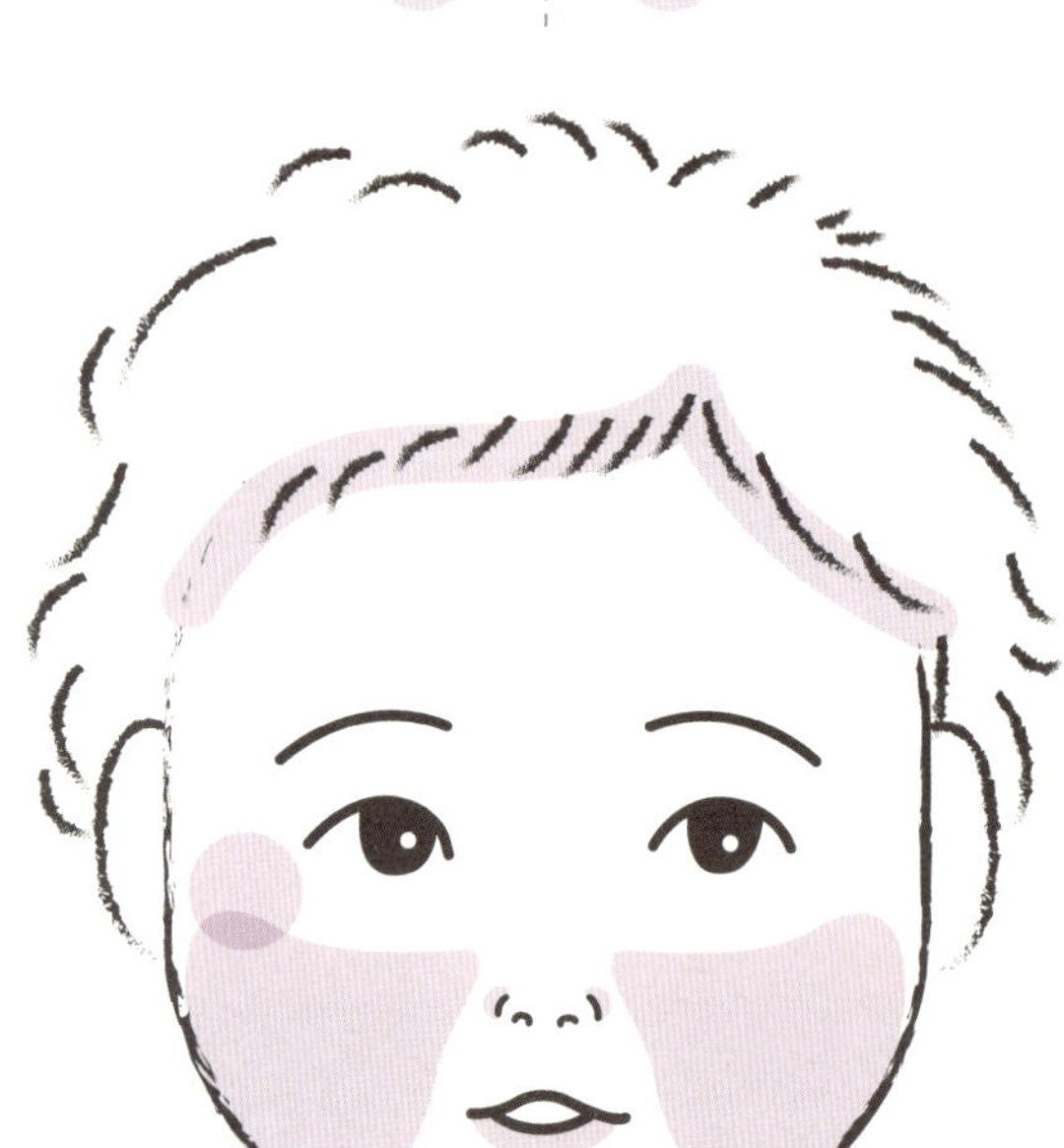

負担がかかっている内臓

肺・大腸

顔へのあらわれ方

- ▢ 髪の生え際にホクロや吹き出物がある。
- ▢ ほおにホクロや吹き出物がある。
- ▢ 肌に白抜けがある。
- ▢ 肌が白すぎる。
- ▢ 小鼻が赤い、小鼻にイボがある。
- ▢ 下くちびるにホクロやシミがあり、乾燥していて縦じわが目立つ。
- ▢ 下くちびるの輪郭がぼやけている。

肺をケアする食材

- きび
- 黒米
- あさつき
- あんず
- ハチミツ
- レンコン
- 里芋
- 山芋（長芋でも）
- クレソン
- ユリ根
- イチジク
- 干し柿
- みかん
- りんご
- しらす
- 豆腐
- 大根
- カブ
- ネギ
- 青じそ
- アーモンド
- 落花生
- クルミ
- 松の実
- 白キクラゲ
- オレンジ
- 柿

大腸をケアする食材

- ハチミツ
- 桃
- もずく
- ツルムラサキ
- アーモンド
- 干し柿
- 鮭
- クルミ
- ひよこ豆
- 黒ごま
- 白ごま
- 松の実
- えのき
- オクラ
- 小松菜
- ごぼう
- しめじ
- たけのこ
- 空芯菜
- ほうれん草
- マッシュルーム
- レタス
- アボカド
- パイナップル
- バナナ
- ハモ
- ごま油
- こんにゃく
- ふのり
- きのこ類全般
- 切り干し大根
- 白菜
- あんず

肺・大腸をケアするレシピ

長芋とえのきのごま味噌和え

（大人2人＋子ども1人分）

材料

長芋…250g　えのき…60g　白ごまペースト…20g　味噌…15g

作り方

❶長芋は1.5cm幅の半月切りにして鍋に入れ、ひたひたの水を加えて中弱火で5～6分煮る。
❷3等分に切ったえのきも加えて一煮立ちさせる。
❸白ごまペーストと味噌を煮汁で溶きながら加えて全体をよく和える。

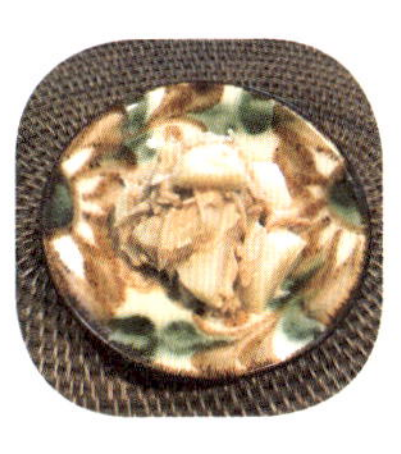

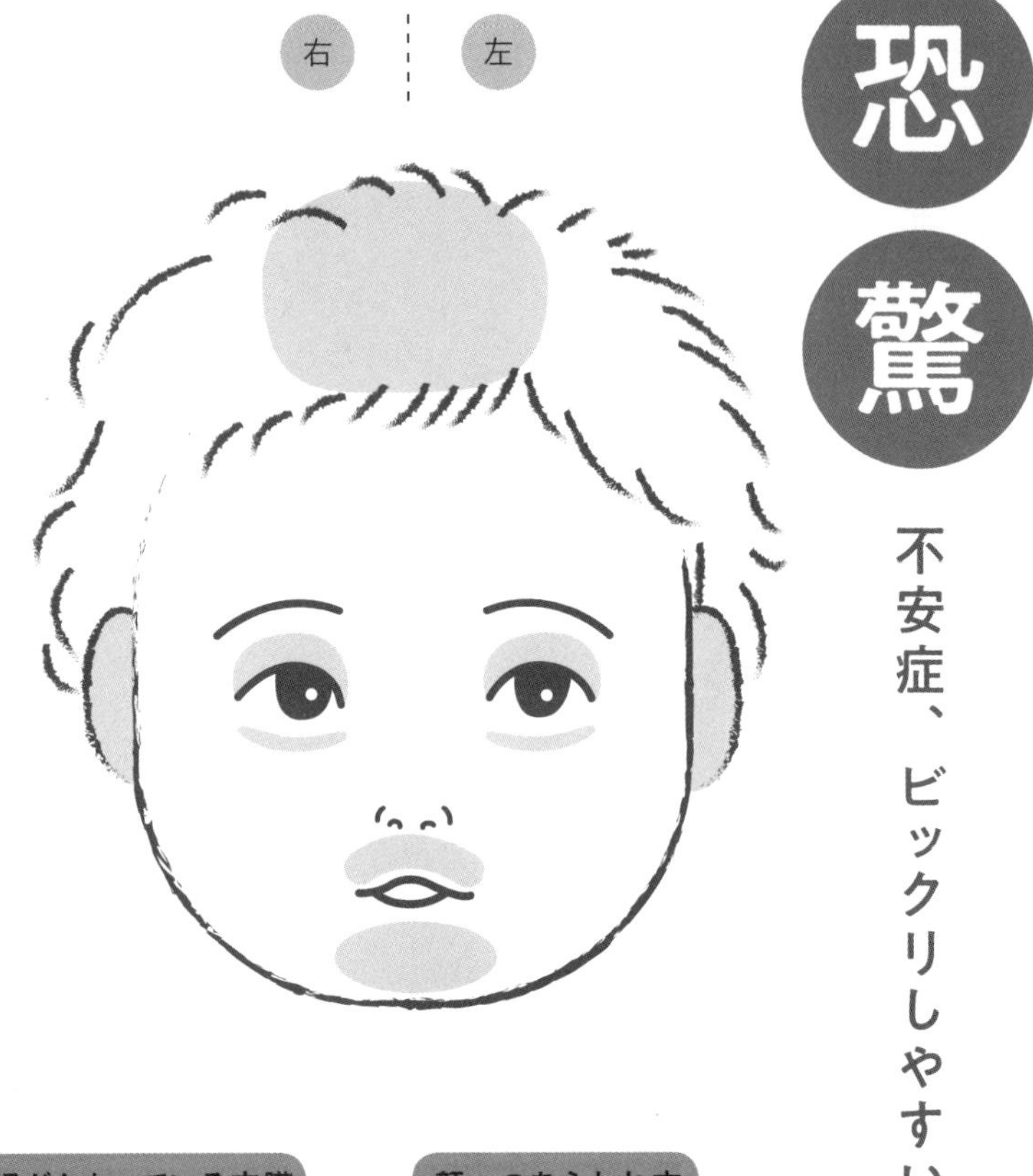

恐驚

不安症、ビックリしやすい

負担がかかっている内臓

腎臓・膀胱

顔へのあらわれ方

- ▢ 髪にコシやツヤがない。
- ▢ 耳にホクロ、耳たぶにしわがある。
- ▢ 耳鳴り、難聴。
- ▢ 目の下にクマがある。
- ▢ 鼻の下にホクロ、吹き出物がある。
- ▢ あごにホクロや吹き出物がある。
- ▢ まぶたが腫れぼったい。

腎臓をケアする食材

- ニラ
- ししゃも
- 貝柱
- 栗
- クルミ
- マッシュルーム
- ブルーベリー
- ぶどう
- 赤貝
- アジ

- 穴子
- イワシ
- えび
- ブリ
- 鶏レバー
- 豚肉
- 味噌
- ごぼう
- 人参
- 山芋（長芋でも）

- レンコン
- カブ
- ネギ
- 黒豆
- 黒米
- カシューナッツ
- キャベツ
- ブロッコリー
- プルーン
- うなぎ

膀胱をケアする食材

- さつまいも
- かぼちゃ
- 枝豆
- 豆もやし
- ぶどう
- 穴子
- イワシ
- うなぎ
- えび
- カツオ

- かんぴょう
- フカヒレ
- 羊肉
- 豚肉
- ウズラの卵
- バター
- ハトムギ
- もち麦
- 緑豆（春雨でOK）
- セリ

- ナス
- 白菜
- イチジク
- ミョウガ
- 貝柱
- 黒鯛
- 鯉
- しじみ
- しらす
- 海苔

腎臓・膀胱をケアするレシピ

白菜と桜えびのナムル

（大人2人＋子ども1人分）

●材料

白菜…200g　塩…小さじ1/4　桜えび…5g　白ごま…小さじ2　白だし醤油…小さじ1　ごま油…少々

●作り方

❶白菜は厚めの千切りにして塩でもみ、水気を切る。
❷白ごまはすり鉢で半ずりにする。
❸ボウルですべての材料をよく和える。

渡邉 由 Yuu Watanabe

ホリスティック望診カウンセラー®、漢方スタイリスト、望診法指導士マスター。薬膳をベースにひとりひとりの体質に合った食事の処方箋を提案する望診カウンセラーとして活動する他、東京・大阪・福岡・仙台など全国各地で「ホリスティック望診法」や「インナービューティー食養生」など、健やかに生きるための知恵を伝える講師としても活躍。著書に『顔診断で不調を治す・防ぐ』『ホクロとシミでわかる内臓不調』（産業編集センター）がある。

子どもの不調は顔でわかる

2019年12月13日　第一刷発行

著者　渡邉 由
イラスト・写真　渡邉 由
ブックデザイン　三上祥子（Vaa）
編集　福永恵子（産業編集センター）

発行　株式会社産業編集センター
〒112-0011　東京都文京区千石4-39-17
TEL　03-5395-6133
FAX　03-5395-5320

印刷・製本　株式会社シナノパブリッシングプレス

ISBN978-4-86311-250-6　C0037